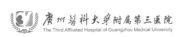

广州医科大学附属第三医院
The Third Affiliated Hospital of Guangzhou Medical University

U0263134

# 自由体位分娩
## 及围生期运动

夏华安　付婷婷　主编

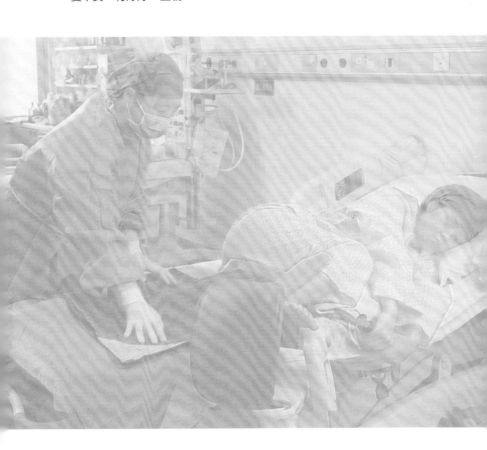

SPM 南方出版传媒
广东科技出版社 | 全国优秀出版社
· 广 州 ·

图书在版编目（CIP）数据

自由体位分娩及围生期运动 / 夏华安，付婷婷主编 . —广州：广东科技出版社，2019.7
ISBN 978-7-5359-7143-2

Ⅰ.①自… Ⅱ.①夏… ②付… Ⅲ.①分娩—基本知识 ②围产期—妇幼保健 Ⅳ.① R714.3 ② R715.3

中国版本图书馆 CIP 数据核字（2019）第 130938 号

**自由体位分娩及围生期运动**
Ziyou Tiwei Fenmian ji Weishengqi Yundong

出 版 人：朱文清
责任编辑：黎青青
封面设计：林少娟
责任校对：梁小帆
责任印制：彭海波
出版发行：广东科技出版社
　　　　　（广州市环市东路水荫路 11 号　邮政编码：510075）
http：//www.gdstp.com.cn
E-mail：gdkjyxb@gdstp.com.cn（营销）
E-mail：gdkjzbb@gdstp.com.cn（编务室）
经　　销：广东新华发行集团股份有限公司
排　　版：创溢文化
印　　刷：广州一龙印刷有限公司
　　　　　（广州市增城区荔新九路 43 号 1 栋自编 101 房　邮政编码：511340）
规　　格：889mm×1 194mm　1/32　印张 5.75　字数 138 千
版　　次：2019 年 7 月第 1 版
　　　　　2019 年 7 月第 1 次印刷
定　　价：388.00 元

# 内容提要
## Abstract

　　《自由体位分娩及围生期运动》分为两大部分，第一部分介绍自由体位分娩，第二部分介绍围生期运动。

　　上编自由体位分娩，与视频相结合，主要介绍关于自由体位分娩的历史由来和发展概况、概念、应用原则、意义及分类等。重点介绍第二产程自由体位接产常用接生体位，如侧卧位、站立位、蹲位、跪位、坐位的优劣势、适用情况，以及接生的操作流程，如上台时机、物品准备、评估内容、会阴消毒、铺巾、各种体位接生手法和注意事项等。视频呈现了非截石位真实接生分娩场景。

　　书中还介绍了各种体位接生辅助用具，例如分娩椅、跪位辅助分娩凳、水垫、镜子等的使用时机和方法等。方便大家观看操作视频及临床使用时查阅使用。

　　下编围生期运动，与视频相结合，介绍孕妇瑜伽、分娩球运动和动感分娩操三大运动的动作要领及注意事项、禁忌证等。可在孕期及分娩时运用，能有效锻炼肢体、缓解分娩产痛，并促进产程进展。通过快、中、慢不同的运动速度产生不同的运动量，让孕产妇得到更适合自己的运动指导，保证孕产妇的运动更规范、有效，并且安全、合理。

　　健康孕育、分娩新生命，是每一位育龄妇女、每一个家庭的希望和期盼，也是保障人类繁衍和社会发展的前提和基础。守护与保障母婴平安是产科工作者的神圣职责。

　　疼痛是自然分娩过程中的正常生理现象，分娩疼痛可能被定义为人人都想减轻或避免的不愉快的身体感觉。维持适当的产痛有利于产程进展，但过于强烈和时间过长的产痛会导致产妇肌肉强烈收缩、消耗体能，产妇容易出现不安、紧张，甚至焦虑、恐慌的情绪，对自然分娩失去信心和耐心，从而影响分娩激素的释放，最终导致难产、会阴侧切、剖宫产、新生儿窒息等事件的发生率上升。

　　随着改革开放的深入，国家越来越重视母婴健康安全问题，卫生部《2011—2020中国妇女儿童发展纲要实施方案》要求"加强助产技术准入与管理，规范孕产期医疗保健服务，促进自然分娩，降低剖宫产率"。2016年二胎政策开放，分娩量剧增，如何减轻分娩疼痛，增加分娩舒适度，提高分娩体验，从而促进自然分娩，降低剖宫产率，是每一位产科工作者需要思考的。自由体位分娩作为非药物减痛、促进自然分娩的重要措施之一，如今更是越来越受到助产工作者的关注。国内助产专家根据我国的国情、当前医疗的环境、医院的设施、人力的配置及国人的体质等对自由体位分娩也进行了深入研究。

《诸病源候论·妇人将产病诸候》中记载"妇人产，有坐有卧"。远古时代就存在不同的分娩体位，"竖式分娩"中的坐姿分娩最受古代产妇推崇，是她们首选的分娩姿势。1880—1882年，Engelmann教授前后发表了5篇关于产科实践的文章，其中有一长章节就是"Posture in Labor"（分娩的姿势）。他发现，在文明未开化社会，"本能"是人类进行分娩最正确的指引。只是当下无论是大众还是产科医务人员为常规所误导，大多认为仰卧位是自然分娩的唯一姿势。随着19世纪末医学健康护理的兴起，家庭分娩逐渐转为医院分娩。也慢慢形成了便于产科医护人员监测母儿情况、进行相关专科操作、观察产程，以及接生的仰卧位分娩方式。过度医疗干预、疼痛、硬膜外麻醉镇痛、持续胎心监护、产妇认知水平等因素都在一定程度上限制了产妇的分娩姿势。

如今人类情感日渐细化，在倡导人道情感主义、尊重人权、以"患者为中心"的时代，如何在分娩过程中选择适合产妇个体、增加产妇舒适度，又有利于促进产程的分娩体位一直是国内外助产技术讨论的课题之一。"自由体位"接生打破传统仰卧位分娩的习惯，采取如侧卧、跪趴、站立、坐位、蹲位等姿势分娩。世界卫生组织（WHO）推荐自由体位分娩为产科适宜技术之一，指出应鼓励妇女在分娩时自由选择她们喜欢的体位。她们也经常会自发变换姿势，因为长时间维持任何一个姿势都是不舒服的。2017年美国妇产科学会（ACOG）在《产程中减少干预的方法》中指出第一产程垂直体位、离床活动，或两者均有，合并依靠、侧躺或仰躺，结果显示垂直体位能够缩短第一产程约1小时，且剖宫产率更低。第二产程垂直位或侧卧位，相比仰卧位，能够降低胎心异常率、会阴侧切率及阴道手术分娩率。同时也指出在产程中不断地变换体位能够增强孕妇舒适度和提供最理想的胎方位。

因此让产妇自己选择感到舒适的体位分娩，能降低疼痛，增强产力，加快产程进展，还能改变骨盆的倾斜度及骨盆的大小、形状，预防和纠正异常胎方位，降低难产的发生。同时还能改变母胎血液循环，减少胎儿窘迫的发生。

分娩之痛达十级，好比同时断掉十根肋骨之痛。所以分娩期给予产妇生理、心理及情感上的支持，树立自然分娩的信心尤为重要。掌握并利用各种体位接生技能，帮助产妇轻松、舒适、安全度过分娩期，保障母婴的安全，是每一位助产士的职责所在。而目前由于认知、环境、人力、教学资源缺乏等原因，能熟练掌握自由体位接生的助产士依然较少，较全面的自由体位接生相关教学材料也相对缺乏，导致自由体位接生在临床中的应用不甚理想。

# 目　录
## Contents

## 上编　自由体位分娩

## 下编　围生期运动

# 上编

## 自由体位分娩

# 第一章

# 概　　述

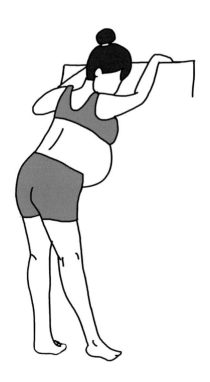

# 第一节 关于自由体位分娩

## 一、自由体位分娩的历史由来和发展概况

早在几千年以前，人们就已经懂得，在分娩时让会阴部接近地面，并事先在地面挖一个浅坑，或者抬高双腿，留出一定的空间娩出胎儿（图1.1），这就是蹲位分娩的最原始状态。可见远古时候，女性就会顺应生理的本能，利用蹲位来上抬大腿，增大骨盆的出口平面，同时也能更好地利用重力，便于分娩时用力。

截石位在分娩中的应用和推广出现在17世纪的法国。随着产科技术的发展，考虑到会阴部的损伤和助产抢救的便利，仰卧位的分娩体位被广泛应用，到19世纪末，几乎成为唯一的分娩体位。

1996年，世界卫生组织出版的《正常分娩临床实用指南》将自由体位分娩归为临床实践有用一类。指出分娩过程中适当地增加运动和改变体位更符合人体的生理弯曲，顺应产道，促进产程进展，也能减轻产妇分娩的疼痛，增加舒适度，提高自然分娩的信心，应该鼓励产妇自愿选择舒适的体位进行分娩。国外关于自由体位分娩的研究开始于20世纪80年代，90年代迅速发展，至今关于自由体位分娩的研究已经相对深入。国内关

于自由体位分娩的研究也越来越被广泛地接受，查阅相关文献能发现2013年以后关于自由体位分娩的文献数量呈指数上升，越来越多的国内助产专家结合自由体位分娩和现代医疗资源及中国人的体质进行了更广泛的探讨。

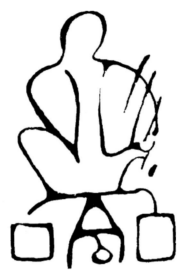

图1.1 远古时期的蹲位分娩

## 二、自由体位分娩的定义

自由体位分娩，是指产妇根据自身情况如病情、体力、环境、设备等自愿选择自己感到舒适并能有效促进分娩的体位，如站立位、坐位、蹲位、跪位、侧卧位等，而不是静卧在床或固定某种单一的体位，并且多指排除仰卧位以外的体位分娩。自由体位分娩并不是一个新技术，它是一个分娩理念的再更新，是时代前进中人们对于分娩体位的反思和重新定位（图1.2）。

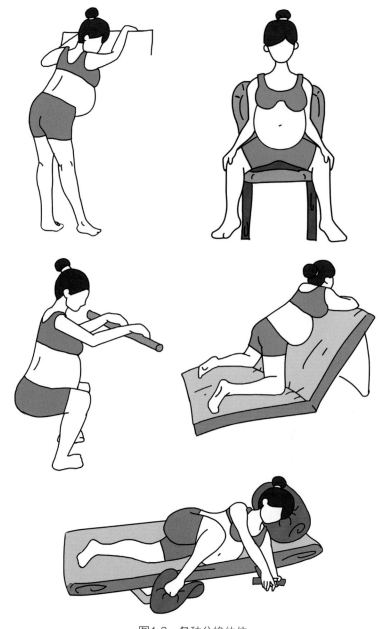

图1.2 各种分娩体位

# 第二节　自由体位分娩的意义及应用原则

## 一、自由体位分娩的意义

### 1. 改善产妇精神心理状态，预防心理性难产

分娩的疼痛是一种人人都想避免或减轻的身体不愉快感觉，产妇在分娩过程中可能因难以承受的产痛，以及对胎儿的担忧，分娩知识缺乏，因被围观感到羞耻、不被尊重，活动受限等而产生恐慌、焦虑甚至情绪失控等。

产妇精神心理因素作为决定分娩的四大因素之一，维持产妇良好的心理和情绪对产程进展起着重要作用。研究证实，自由体位可提高产妇对分娩的控制感，改善不良情绪，从而预防因精神心理因素造成的难产。

### 2. 纠正异常胎方位

母体骨产道形状不规则，分娩过程中，胎儿通过衔接、下降、俯屈、内旋转、仰伸、复位及外旋转被动进行一系列适应性转动，从而适应骨盆的形状，以最小径线通过产道。

孕晚期激素改变使得骨盆关节软组织及韧带松弛，从而允许骨盆形状及大小可发生轻微改变。分娩过程中异常胎方位会影响产程进展，导致难产及剖宫产率上升。自由体位加上母体运动可通过改善重力作用、改变骨盆径线从而帮助胎儿完成一

系列的适应性旋转动作，从而纠正异常胎方位，保证产程的顺利进展。

**3. 改善子宫胎盘供血，减少胎儿窘迫的发生**

在产程中母体改变体位、运用自由体位可减轻子宫对腹主动脉及下腔静脉的压迫，增加胎盘供血量。同时胎心出现异常时，可以尝试改变体位，排除长时间固定体位所致的脐带压迫，减少胎儿缺氧的发生。

**4. 增加舒适度，缓解疼痛**

产程中改变体位和增加产妇的活动可以有效减轻产妇疼痛。

**5. 可缓解宫颈水肿及宫颈前唇持续存在**

宫颈嵌顿于耻骨联合及胎先露之间、宫颈受力不均匀均可导致宫颈前唇持续存在及宫颈水肿的发生。经常更换体位可重新分配作用于宫颈的压力或者解除部分压力。从而有助于缓解宫颈水肿或宫颈前唇持续存在的情况。

**6. 有助于提高宫缩质量**

产程中直立位，可增强胎先露对子宫颈及阴道的压迫和牵引，从而提高内源性催产素的释放。

**7. 减少会阴损伤及降低会阴侧切率**

有数据表明，侧卧位分娩的会阴切开率比截石位分娩更小，侧卧位对会阴有更好的保护作用，会阴完整率最高。第二产程使用直立位及侧卧位能够缩短产程，降低会阴侧切率和阴道助产率。

## 二、自由体位分娩的应用原则

（1）在产程中使用自由体位，原则上仅限于低危产妇，高危产妇需要遵医嘱及医疗常规选择相应的舒适体位。

（2）自由体位分娩实施过程需实时关注胎心及母体情况，出现胎心异常及产程异常时需指导产妇更换体位，保证母婴安全。

（3）规范培训助产士，熟练掌握胎方位判断技术、产程中各种体位的优劣势、适用情况、应用方法、接生技巧以便更好地指导产妇。

（4）需尊重产妇意愿选择体位，同时应动态评估产妇体力及舒适度，做好安全防范，避免因体力不支等导致的损伤。

（5）产程中任何一种体位都有优缺点，没有哪一种体位对任何产妇是绝对适合的，需根据产程的进展、胎方位、产妇体力等情况，随时变换及尝试不同的体位，从而选择最合适的体位。

（6）保持同一体位最好不超过30分钟。

# 第三节　自由体位的分类

Richard J. Atwood早在1976年就对不同分娩体位进行了详细的划分和探讨。他将分娩体位分为直立位和非直立位两大部分，其中直立位是指产妇的第三腰椎和第五腰椎的连接线几乎垂直于水平线，第三腰椎高于第五腰椎。包括的体位有：站位、坐位、蹲位和跪位。而非直立位就是指直立位以外的情况，也就是指产妇的第三腰椎和第五腰椎的连接线更趋于水平线。包括的体位有：侧卧位、俯卧位、半卧位、手膝位和仰卧位。现代产科在非垂直体位上再发展出几种体位：截石位、夸张截石位、头低位、双腿垂下体位和侧俯卧位。而江紫妍等学者也在前人的基础上对分娩体位进行了新的分类和介绍。根据产妇是否自愿选择，分为主动体位和强迫体位；根据有无利用重力优势，分为卧位和立位。临床上，不存在最优体位，只要能促进产程进展，并达到让产妇舒适且不受伤的目的则为有促进作用的体位（图1.3）。

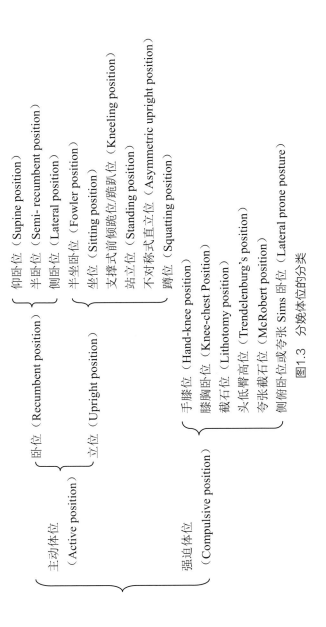

主动体位
（Active position）

　邙位（Recumbent position）
　　仰卧位（Supine position）
　　半卧位（Semi- recumbent position）
　　侧卧位（Lateral position）
　　半坐卧位（Fowler position）

　立位（Upright position）
　　坐位（Sitting position）
　　支撑式前倾跪位/跪卧位（Kneeling position）
　　站立位（Standing position）
　　不对称式直立位（Asymmetric upright position）
　　蹲位（Squatting position）

强迫体位
（Compulsive position）
　手膝位（Hand-knee position）
　膝胸卧位（Knee-chest Position）
　截石位（Lithotomy position）
　头低臀高位（Trendelenburg's position）
　夸张截石位（McRobert position）
　侧俯卧位或夸张 Sims 卧位（Lateral prone posture）

图1.3 分娩体位的分类

# 第二章

# 侧卧位分娩

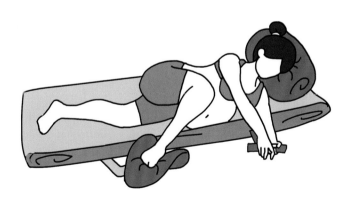

有统计表明，自由体位分娩中的侧卧位分娩是保持会阴完整率最高（66.6%）的分娩体位，且应用该体位分娩会阴的损伤程度总体最小，会阴切开率比截石位分娩更低。因此侧卧位分娩对会阴有更好的保护作用，是当前自由体位分娩临床应用较多的一种体位。第二产程侧卧位接生多采用侧卧弓箭步的分娩姿势分娩。

# 第一节　侧卧位分娩优劣势

## 一、侧卧位分娩的优势

（1）可改变骨盆形状，轻微打开骶髂关节，增大骨盆空间。

（2）胎儿重力方向与母体产道垂直，可减轻胎头对宫颈和骶尾骨的压迫，有利于产程进展过快时降低分娩速度。

（3）减少子宫对下腔静脉的压迫，保证胎盘供血，减少胎儿窘迫的发生。

（4）第二产程胎儿下降时有利于骶骨向骨盆后方移位，有助于异常胎方位胎儿胎头旋转。

（5）可改善因仰卧位低血压及脐带受压导致的胎心异常。

（6）会阴放松，可减少会阴撕裂。

（7）适合使用镇痛药物及较疲惫的产妇。

（8）有助于降低血压，尤其是左侧卧位。

（9）可缓解痔疮及骶骨受压。

## 二、侧卧位分娩的劣势

（1）对抗重力，不利于产程进展，胎儿重力方向与母体产道垂直，减轻了胎头对宫颈和骶尾骨的压迫，从而降低了分娩速度，故产程进展缓慢时不宜采用。

（2）长时间侧卧也易导致产妇疲劳，故应及时指导产妇更换体位。

# 第二节　侧卧位分娩体位应用时机

## 一、以下情况可采用侧卧位分娩

（1）产程进展过快，为减轻屏气用力作用及减慢胎儿下降速度时。

（2）产妇使用硬膜外镇痛分娩。

（3）仰卧位痔疮疼痛。

（4）产妇疲劳，不能利用其他体位纠正异常胎方位。

（5）耻骨联合分离、屈大腿困难者。

（6）患有高血压病的产妇。

（7）产妇感觉舒适，愿意选择。

## 二、以下情况不采用侧卧位分娩

（1）产妇侧卧自觉疼痛加剧，不舒适，拒绝使用时。

（2）第二产程进展缓慢，需重力作用使胎头下降时。

（3）侧卧位超过1小时产程仍无进展时。

# 第三节　第二产程侧卧位接生操作流程

## 一、操作目的

增加舒适度、减少会阴裂伤及胎儿窘迫的发生，纠正异常胎方位，控制分娩速度过快。

## 二、物品准备及人员准备

### 1. 物品准备

（1）一次性产包（图2.1）（内有：手术衣、一次性长垫巾、小垫巾、脚套、手套、孔巾、小纱块、有尾纱、脐带圈、弯盘）。

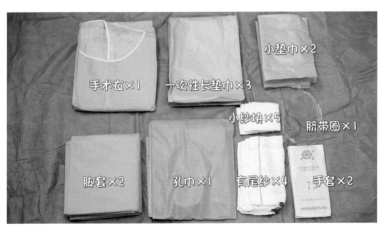

图2.1　一次性产包

（2）无菌器械包（图2.2）（内有：止血钳、持针器、剪刀、镊子、巾钳、小杯、吸球、聚血盆）。

（3）碘伏、利多卡因、0.9%氯化钠、新生儿复苏器械及药品、新生儿辐射抢救台（提前预热）、软枕等。

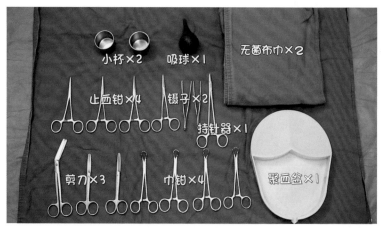

图2.2　无菌器械包

### 2. 人员准备

（1）产妇排空膀胱，冲洗、消毒会阴，取相应舒适体位。

（2）接生者着装规范，戴帽子、口罩，外科洗手，穿手术衣，摆好物品器械。

（3）配备台下巡回护士1人。

## 三、操作步骤

### 1. 评估

产妇有无严重孕期并发症，如重度子痫前期、严重心脏疾病等；有无胎儿窘迫、胎儿大小、羊水情况等；评估产妇会阴条件、依从性及对自然分娩的信心等。了解产程进展及胎方位情况。如母胎情况适宜且产妇愿意采取侧卧位分娩者，予以实施侧卧位分娩。

**2. 上台准备**

（1）讲解侧卧位分娩的目的及益处，取得产妇信任与配合。

（2）与产妇充分沟通，指导配合技巧，如用力时机、如何呼吸及注意事项等。

**3. 会阴冲洗及消毒**

（1）会阴冲洗。建议利用仰卧位冲洗，顺序方法同仰卧位，顺序为小阴唇—大阴唇—阴阜—大腿内上1/3—会阴—肛门周围。

（2）会阴消毒。产妇弯曲并外展上腿，充分暴露会阴。消毒顺序为小阴唇—大阴唇—腹股沟—阴阜—大腿上1/3—会阴体—臀部至臀裂顶点—肛门（图2.3）。

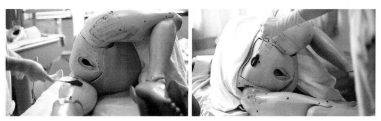

图2.3　侧卧位分娩会阴消毒

### 4. 接生流程（以左侧卧位为例）

（1）体位摆放。侧卧位接生多采用侧卧弓箭步。产妇侧卧，身体后移，摆正头部，双膝间垫软枕，右脚蹬在产床脚架上，宫缩时产妇保持右腿弯曲屏气用力，间歇期可放下休息（图2.4）。

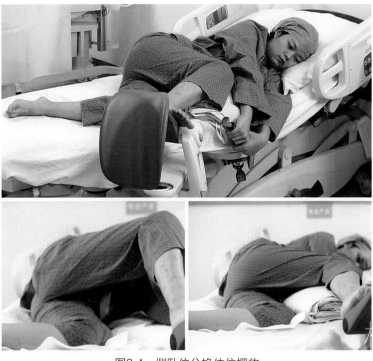

图2.4　侧卧位分娩体位摆放

（2）上台时机。经产妇宫口开大8~10cm、初产妇胎头拨露2cm×2cm，或根据产程进展速度酌情指导侧卧位并上台。

（3）铺巾。一次性无菌巾铺于产妇左腿上，边缘至阴道

口。再铺无菌布巾（吸羊水），范围小于一次性无菌巾（图
2.5）。

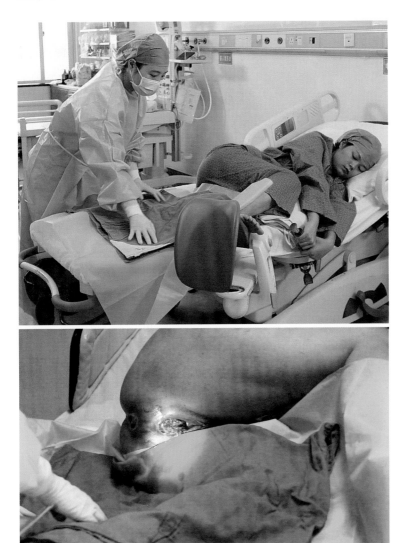

图2.5 铺巾

（4）接生方法。

①指导用力方法：助产士站在产妇背后侧观察胎头拨露情况，用手适度控制胎头娩出速度。配合良好者，指导不用力，均匀平静呼吸，利用宫缩力量缓慢均匀娩出胎儿；配合较差者，利用宫缩间歇期指导用力，缓慢娩出胎儿，注意和产妇实时沟通并关注胎心情况（图2.6）。

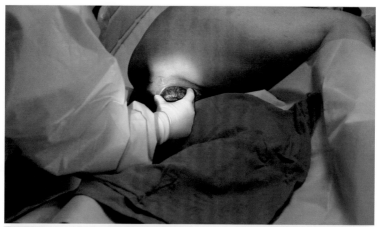

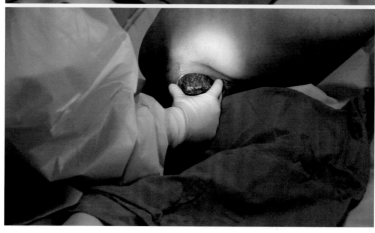

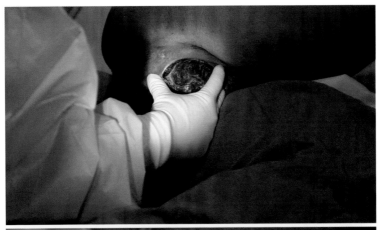

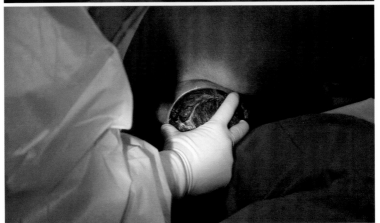

图2.6 侧卧位分娩胎头娩出

②娩肩方法：胎头娩出，托住胎头，婴儿面色红润，等待下一阵宫缩自然顺势娩肩（图2.7），无须刻意进行复位外旋转。面色瘀紫或者无法自行复位外旋转者，可协助胎肩（图2.8）旋转至骨盆出口前后径（胎儿面向产妇一侧大腿），指导产妇用力或等待下一阵宫缩，缓慢娩出胎儿。

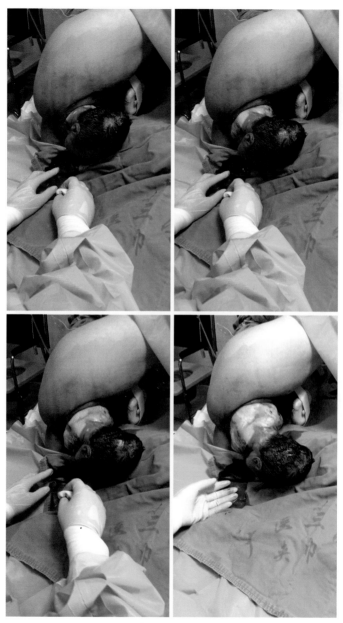

图2.7 侧卧位分娩胎肩娩出

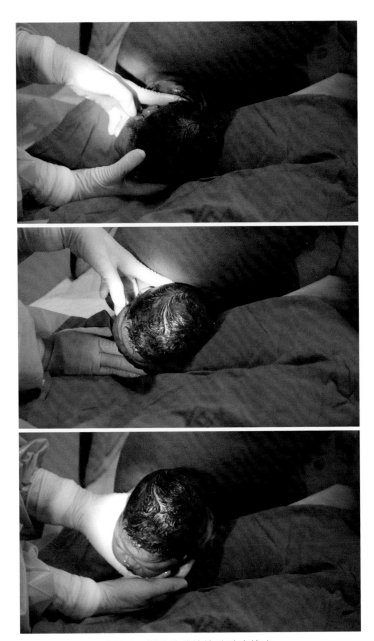

图2.8 侧卧位分娩协助胎肩娩出

③胎儿娩出后Apgar评分10分可直接进行早接触。如需复苏则应立即断脐转至辐射台抢救。

④协助产妇平卧：将上方的脚踩到右侧脚架上，下方的脚踩住左侧脚架，臀部顺势往中间移。再次消毒会阴，更换手套，娩出胎盘，检查缝合软产道。

# 第四节　注 意 事 项

　　左侧卧位或右侧卧位都会对胎儿产生不同程度的影响，因此使用侧卧位分娩必须明确胎方位，从而促进胎头旋转以找到最合适的径线通过产道。同时侧卧位分娩可以降低产程进展速度，使用侧卧位分娩时应及时判断产程进展效果，及时更换体位。接生过程中随时关注胎心情况，与产妇做到实时有效沟通。

# 第三章

# 站立位、蹲位分娩

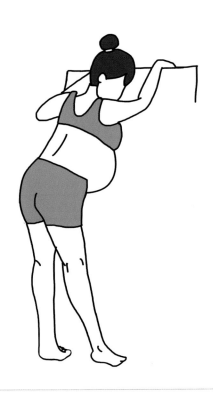

第二产程中站立位、蹲位常结合使用，站立位使骨盆的可塑性不再受到抑制，增加了骨盆出口径线，为胎儿提供了宽敞的机转空间，使胎位朝着最有利分娩的枕前位方向旋转。但由于初产妇第二产程的时间较长，长时间站立会让产妇感到疲惫，且垂直体位分娩会增加Ⅱ°会阴撕裂发生率，产后出血的风险也会增加。蹲位符合产道的生理结构，产道曲线与胎儿轴及地心引力一致，增加了胎儿向下、向外的重力，有利于胎儿娩出和矫正胎儿异常胎位。蹲位与产妇平时排便体位一致，在分娩时容易掌握用力技巧，可缩短产程时间。然而，蹲位分娩对会阴损伤较严重，所以蹲位分娩常常仅用于屏气用力阶段。胎儿即将娩出时可变换为站立位或其他体位接生，以减少会阴的损伤程度。

# 第一节　站立位分娩优劣势

## 一、站立位分娩的优势

（1）借助重力作用，使胎先露更好地压迫宫颈，从而加强宫缩，促进胎头下降。

（2）与仰卧位及坐位比较，可增大骨盆入口。

（3）调整胎轴与骨盆轴之间的角度，使胎轴与骨盆入口一致。

（4）有助于胎头俯屈，配合骨盆摇摆，有利于促进枕横位及枕后位内旋转。

（5）减轻宫缩痛及胎先露对骶骨的压迫，从而减轻腰骶部的疼痛。

（6）可增加产妇向下屏气的力量，缩短产程。

（7）增加胎儿供氧量，减少胎儿窘迫的发生。

## 二、站立位分娩的劣势

（1）由于体位限制，导致助产士控制胎头娩出速度较其他体位困难，同时有新生儿坠地风险，故很多助产士不愿用此体位接生。

（2）胎儿娩出速度过快，脐带牵拉可能造成子宫内翻及软产道的严重裂伤。

（3）硬膜外麻醉等镇痛方式将干扰产妇运动神经的控制能力，故该体位不能和镇痛、镇静类药物联合使用。

# 第二节　蹲位分娩优劣势

## 一、蹲位分娩的优势

（1）借助重力作用，有利于胎头下降。

（2）坐骨结节间径增宽，从而使骨盆出口横径增宽。

（3）蹲位使骨盆关节活动度增大，有利于缓解头盆倾势不均及纠正胎头角度。

（4）减少胎头对骶骨的压迫，从而缓解腰骶部疼痛。

（5）产妇向下屏气用力的效果更好，产妇更省力。

（6）可自由改变重心，产妇感到舒适。

## 二、蹲位分娩的劣势

（1）蹲位时间过长，腘窝内神经血管受压迫，影响血液循环，可导致神经性麻木或局部压迫性神经病变。

（2）胎头未达坐骨棘水平时使用蹲位影响胎头自然矫正。但枕前位衔接胎儿，可加快胎儿下降速度。

（3）蹲位分娩容易造成会阴严重裂伤，不利于接生，可在胎头拨露3cm×5cm时利用其他体位接生。

# 第三节　站立位分娩体位应用时机

## 一、以下情况可采用站立位分娩

（1）产程进展缓慢或停滞，需要增加重力作用时。

（2）宫缩乏力需促进胎先露更好压迫宫颈时。

（3）胎方位异常需加速胎头下降及内旋转时。

（4）产妇腰骶部疼痛或者产妇觉得此体位舒适。

## 二、以下情况不采用站立位分娩

（1）经解释该体位有利于产程进展，但产妇仍然拒绝。

（2）胎儿即将娩出时，助产士没有信心利用该体位接生。

（3）硬膜外麻醉等镇痛后产妇运动受影响，无法自行站立者。

（4）产妇有高血压、疝气等情况。

# 第四节　蹲位分娩体位应用时机

## 一、以下情况可采用蹲位分娩

（1）产程进展缓慢或胎头下降停滞时。

（2）头盆倾势不均、异常胎方位如枕后位或枕横位，第二产程估计胎头较大、骨盆关节需更多可变性来增大骨盆内腔时。

## 二、以下情况不采用蹲位分娩

（1）下肢关节有损伤、炎症，或腿部无力时。

（2）屏气用力过大、时间过长，产妇会阴条件欠佳，依从性差可能导致产道严重撕裂伤时。

（3）硬膜外麻醉镇痛影响下肢活动能力或下肢感觉神经被阻滞时。

（4）胎儿即将娩出，为减少会阴损伤程度时。

# 第五节 第二产程站立位、蹲位接生操作流程

## 一、操作目的

增加舒适度，借助重力作用加速产程进展，纠正异常胎方位。

## 二、物品准备及人员准备

### 1. 物品准备

（1）一次性产包（内有：手术衣、一次性长垫巾、小垫巾、脚套、手套、孔巾、小纱块、有尾纱、脐带圈、弯盘）。

（2）无菌器械包（内有：止血钳、持针器、剪刀、镊子、巾钳、小杯、吸球、聚血盆）。

（3）碘伏、利多卡因、0.9%氯化钠、新生儿复苏器械及药品、新生儿辐射抢救台（提前预热）、一次性垫床纸、镜子（图3.1）、分娩椅（图3.2）、矮凳等。

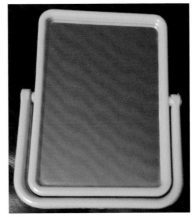

图3.1 镜子

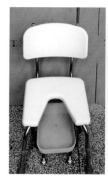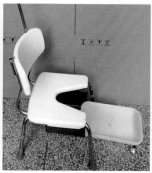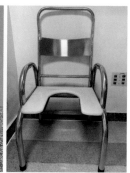

图3.2　分娩椅

### 2. 人员准备

（1）产妇排空膀胱，冲洗、消毒会阴，协助产妇下床摆放体位。

（2）接生者着装规范，戴帽子、口罩，外科洗手，穿手术衣，摆好物品器械。

（3）配备台下巡回护士1人。

## 三、操作步骤

### 1. 评估

产妇有无严重孕期并发症，如重度子痫前期、严重心脏疾病等；有无胎儿窘迫、胎儿大小、羊水情况等；评估产妇会阴条件、依从性及对自然分娩的信心等。了解产程进展及胎方位情况。了解有无下肢关节疾病或手术史，有无运动神经功能减弱及硬膜外麻醉镇痛等。如母胎情况适宜且产妇愿意采取站立位、蹲位分娩者，予以实施站立位、蹲位分娩。

**2. 上台准备**

（1）讲解站立位或蹲位分娩的目的及益处，取得产妇信任与配合。

（2）与产妇充分沟通，指导配合技巧，如用力时机、如何呼吸及注意事项等。

（3）准备合适高度凳子，摆放至产妇后侧，供助产士接生用。

**3. 会阴冲洗及消毒**

（1）会阴冲洗。建议利用仰卧位冲洗，顺序方法同仰卧位，顺序为小阴唇—大阴唇—阴阜—大腿内上1/3—会阴—肛门周围。

（2）会阴消毒。产妇打开双腿，尽量暴露会阴。利用镜子成像，消毒顺序为小阴唇—大阴唇—腹股沟—阴阜—大腿上1/3—会阴体—臀部至臀裂顶点—肛门（图3.3）

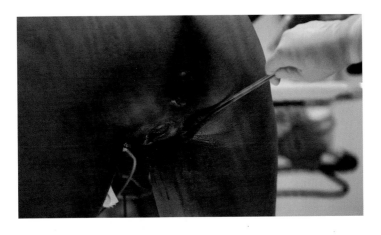

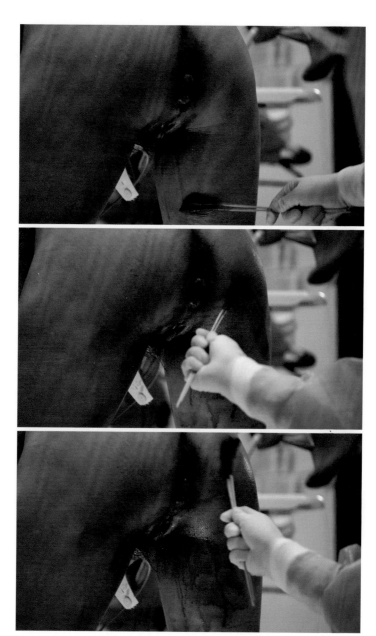

图3.3 站立位、蹲位分娩会阴消毒

**4. 接生流程**

（1）站立位体位摆放。地面铺一次性垫床纸（防止分泌物过多打滑，可加铺软垫，预防新生儿坠地）。协助产妇面向产床站立，调整床高至产妇手肘与床呈90°，双腿分开与肩同宽，宫缩时，产妇双手抓住床栏、扶手等支撑物，双腿弯曲向下用力，也可身体前倾，趴在产床上用力（图3.4）。宫缩间歇期可给予产妇背部按摩或指导骨盆摇摆运动；疲惫时可坐椅上休息，恢复体力（图3.5）。

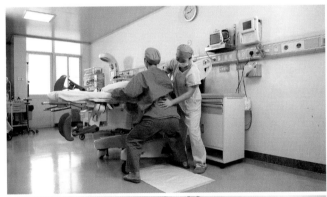

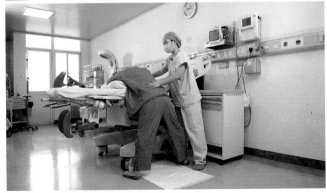

图3.4　站立位宫缩期体位摆放

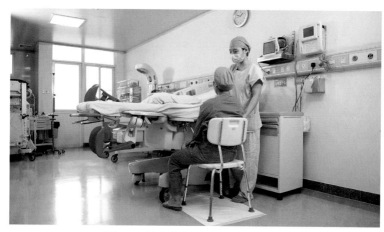

图3.5　站立位宫缩间歇期体位摆放

（2）蹲位体位摆放。协助产妇下床，面向分娩床，双手握住床栏，身体下蹲，分开双脚与肩同宽，一两次宫缩后指导站立或坐下休息，以免发生神经性麻木（图3.6）。

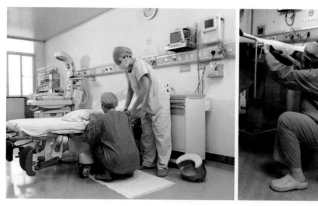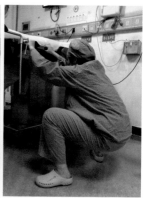

图3.6　蹲位宫缩期体位摆放

（3）体位应用时机。产妇宫缩好，自发用力欲望强烈，但用力效果不佳，或屏气使用腹压30分钟无明显进展，排除头盆不称，或者产妇自觉耻骨联合及腰骶部疼痛难忍时，可选择利用站立位或蹲位分娩。

（4）站立位上台时机。经产妇宫口开大6~8cm，初产妇胎头拨露。或根据产程进展速度酌情提早或推后。

（5）铺巾。铺无菌巾及布巾于产妇会阴部下方双腿之间。置两把止血钳、一把剪刀、吸球、聚血盆于旁边顺手可取之处（图3.7）。

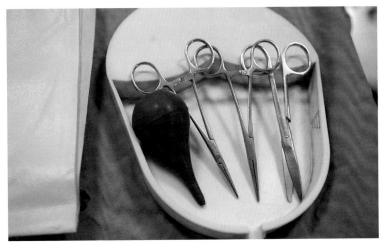

图3.7　接生用物包

（6）接生方法。

①观察：助产士坐于产妇身后或旁边，通过镜子反射观察胎头拨露情况，或者戴无菌手套，用手感知胎先露下降情况（图3.8）。

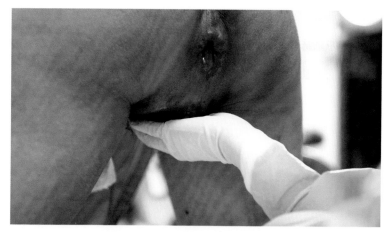

图3.8　用手适度控制胎头娩出速度

②指导用力方法：助产士用手适度控制胎头娩出速度。宫缩时，视产妇配合程度及宫缩时用力的效果指导产妇用力或哈气。配合良好者，指导不用力，均匀呼吸，利用宫缩力量缓慢均匀娩出胎儿；配合较差者，可利用宫缩间歇期指导产妇双膝微屈使用腹压。

③娩肩方法：胎头娩出后，注意保护胎头，根据胎儿脸色决定是否需要立刻协助娩肩。娩肩提倡顺势娩肩，等待下一阵宫缩，自行复位外旋转（困难者给予帮助，方法同仰卧位），娩出肩膀；胎肩娩出时，左手握住胎颈，右手顺势抓住胎儿足部。立即评估新生儿，无特殊，给予常规处理。如需复苏则应立即断脐转至辐射台抢救（图3.9）。

④胎儿娩出后，若出血不多产妇体力允许，可以在原体位

娩出胎盘；若出血较多或产妇感觉疲劳，可用布巾包裹产妇臀部，产妇从床尾部踩脚踏上床，双脚放至脚架。再次消毒、铺巾，更换手套，娩出胎盘，检查软产道。

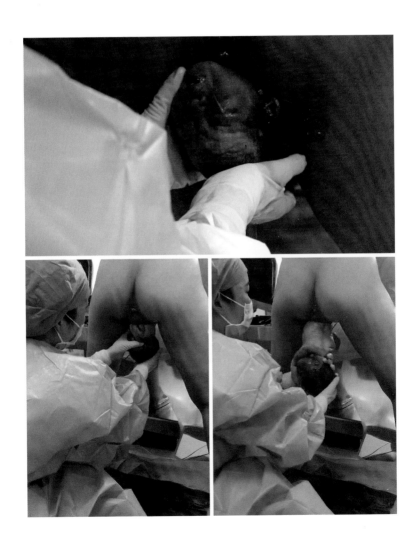

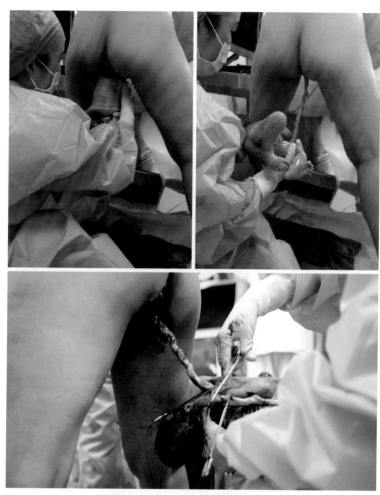

图3.9 站立位、蹲位胎肩娩出

# 第六节 注意事项

（1）站立位分娩有效地利用了重力，助产士利用站立位接生时如技巧不熟练极易发生新生儿坠地情况，故可在无菌巾下面放置水垫或厚的软垫，防止新生儿坠地。同时应及早做接生准备。

（2）胎头位置较高，未到坐骨棘水平时，蹲位不利于胎头的自然矫正，不宜采用蹲位。

（3）蹲位时间过长，腘窝神经血管受压迫，影响血液循环，导致局部压迫性神经病变，故宫缩间歇期应及时指导产妇休息。

（4）站立位、蹲位分娩冲力较大，易造成会阴严重裂伤。站立位由于体位限制，增加了助产士保护会阴及控制胎头娩出速度的难度；蹲位由于躯体对骨盆底的压力较大，胎头对会阴的压迫也较大，所以蹲位分娩极易造成会阴严重撕裂伤。所以如果产妇会阴条件差，估计胎儿体重≥3 500 g，产妇依从性较差，胎头娩出速度过快较难控制，可在胎头拨露2 cm×2 cm时，协助利用仰卧位或侧卧位接生，避免造成严重的会阴撕裂伤。

（5）产妇使用硬膜外镇痛影响下肢运动能力或下肢有病变时，不宜采用站立位、蹲位分娩，以免发生跌倒。

（6）产妇采取站立位、蹲位分娩时，需专人看守，不得离开。

（7）产妇感觉疲劳或不舒适，拒绝使用站立位、蹲位分娩时，不宜继续采用该体位。

（8）产妇长时间站立或下蹲极易疲劳，应随时评估产妇承受能力，及时协助产妇更换体位休息。

（9）胎儿娩出后，协助产妇上产床平卧时，注意做好安全防范，以免发生损伤。

# 第四章

# 跪 位 分 娩

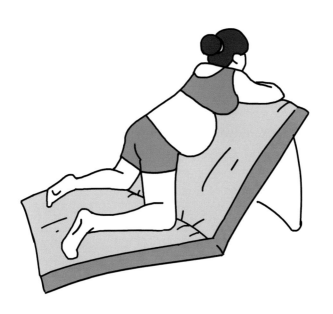

第二产程跪位分娩多采用支撑式前倾跪位、手膝位等。2010年英国皇家助产士学院的电子问卷调查显示，跪位分娩在产程中已渐渐成为较多产妇选择的体位，仅次于半卧位。跪位分娩可增加胎儿在子宫内的活动空间及骨盆出口的空间，能较好地利用重力，有利于胎儿的娩出。同时可减轻胎儿对产妇腰骶部压迫的疼痛感，增进产妇舒适感。并且方便医护人员进行阴道检查，有利于枕后位胎儿的旋转及降低肩难产的发生。该体位的缺点是产妇上臂及膝盖需承受较大压力。

# 第一节　跪位分娩优劣势

## 一、跪位分娩的优势

（1）跪位使胎体纵轴和母体骨盆轴一致，有利于借助重力作用，促使胎头下降，从而加速产程进展。

（2）可缓解脐带受压，减少因脐带受压导致的胎儿缺氧。

（3）与仰卧位、侧卧位及坐位比较，跪位较大程度增加了骨盆入口，有助于枕后位胎儿胎头旋转。

（4）减轻骶尾部疼痛及压迫痔疮导致的疼痛，缓解分娩疼痛，增加产妇舒适度。

（5）便于产妇骶尾部的按摩及骨盆摇摆运动。

## 二、跪位分娩的劣势

（1）产妇易疲劳，较难长时间承受膝盖压迫。

（2）采用硬膜外麻醉镇痛，产妇运动神经控制能力减弱时，不能采用。

# 第二节　跪位分娩体位应用时机

## 一、以下情况可采用跪位分娩

（1）胎头位置较高或胎方位异常时可促使胎头下降及旋转。

（2）侧卧位或仰卧位分娩发生胎心异常时。

（3）脐带受压导致胎心异常时。

（4）产妇腰骶部疼痛，需给产妇背部或腰骶部按摩时。

（5）胎儿较大，预防肩难产发生。

## 二、以下情况不采用跪位分娩

（1）产妇膝盖病变疼痛，无法承受压迫时。

（2）采用硬膜外麻醉等镇痛，产妇运动神经控制能力减弱时。

（3）产妇疲劳，拒绝采用该体位时。

（4）发生胎儿窘迫或产程无进展时。

# 第三节　第二产程跪位接生操作流程

## 一、操作目的

减少胎儿窘迫的发生，纠正异常胎方位，加速产程进展，降低肩难产的发生。

## 二、物品准备及人员准备

**1. 物品准备**

（1）一次性产包（内有：手术衣、一次性长垫巾、小垫巾、脚套、手套、孔巾、小纱块、有尾纱、脐带圈、弯盘）。

（2）无菌器械包（内有：止血钳、持针器、剪刀、镊子、巾钳、小杯、吸球、聚血盆）。

（3）碘伏、利多卡因、0.9%氯化钠、新生儿复苏器械及药品、新生儿辐射抢救台（提前预热）、软枕、软垫、护膝、镜子、跪位辅助分娩椅等。

**2. 人员准备**

（1）产妇排空膀胱，冲洗、消毒会阴，取相应舒适体位。

（2）接生者着装规范，戴帽子、口罩，外科洗手，穿手术衣，摆好物品器械。

（3）配备台下巡回护士1人。

## 三、操作步骤

### 1. 评估

产妇有无严重孕期并发症，如重度子痫前期、严重心脏疾病等；有无胎儿窘迫、胎儿大小、羊水情况等；评估产妇会阴条件、依从性及对自然分娩的信心等。了解产程进展及胎方位情况。了解膝盖有无手术史，有无炎症、病变等。如母胎情况适宜且产妇愿意采取跪位分娩者，予以实施跪位分娩。

### 2. 上台准备

（1）讲解跪位分娩的目的及益处，取得产妇信任与配合。

（2）与产妇充分沟通，指导配合技巧，如用力时机、如何呼吸及注意事项等。

### 3. 会阴冲洗及消毒

（1）会阴冲洗。建议利用仰卧位冲洗，顺序方法同仰卧位，顺序为小阴唇—大阴唇—阴阜—大腿内上1/3—会阴—肛门周围。

（2）会阴消毒。产妇分开双腿，尽量暴露会阴。利用镜子成像，消毒顺序为小阴唇—大阴唇—腹股沟—阴阜—大腿上1/3—会阴体—臀部至臀裂顶点—肛门。

### 4. 接生流程（以支撑式前倾跪位为例）

（1）体位摆放。摇高床头大于60°，拉起床栏，产妇双膝跪地或产床，双腿打开与肩同宽，身体前倾趴在床背上，双手抓住床头（图4.1）。

膝下垫软垫或戴护膝，减轻膝盖受压（图4.2）。宫缩时，双手抓住床头向下用力，间歇期可指导产妇坐于跪趴位辅助分娩凳休息（图4.3）。

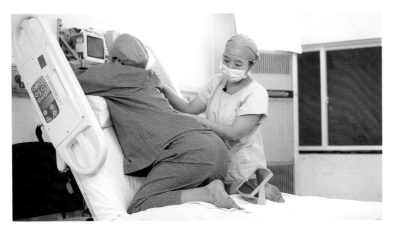

图4.1 跪位分娩体位摆放

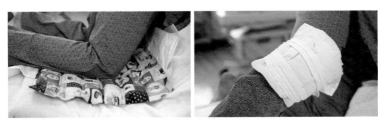

图4.2 膝下垫软垫或戴护膝

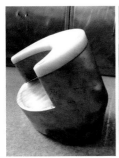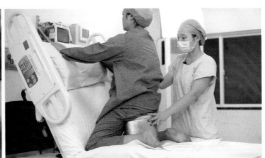

图4.3 跪趴位辅助分娩凳

（2）上台时机。经产妇宫口开大6~8cm、初产妇胎头拨露2cm×2cm，或根据产程进展速度酌情提早或推后。

（3）铺巾。铺无菌巾及布巾于产妇会阴部下方的双腿之间。

（4）接生方法。

①指导用力方法：置镜子于产妇旁，观察头先露下降情况。助产士上台后站于产妇后方或侧方，胎头着冠，助产士掌心向上、指尖朝向产妇腹部，用手掌轻轻控制胎儿娩出速度，维持适度的反压力，注意不要触碰阴蒂。宫缩来临时，视产妇配合程度及宫缩时用力的效果指导产妇是否用力。配合良好者，宫缩指导不用力，均匀呼吸，利用宫缩力量缓慢均匀娩出胎儿；配合较差者，可利用宫缩间歇期指导产妇用力，缓慢娩出胎儿（图4.4）。

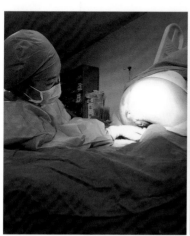
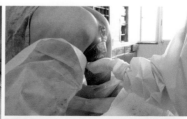
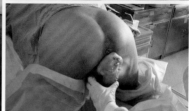

图4.4　跪位分娩接生流程

②娩肩方法：胎头娩出后，注意保护胎头，根据胎儿脸色决定是否需要立刻协助娩肩。提倡顺势娩肩，等待下一阵宫缩，自行复位外旋转，娩出肩膀。无法自行完成者，协助娩肩手法与平卧位相同，也可相反先娩后肩，即靠近肛门的肩膀（图4.5）。

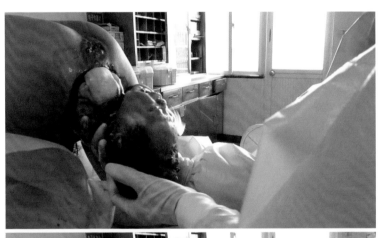

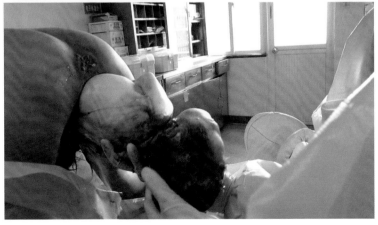

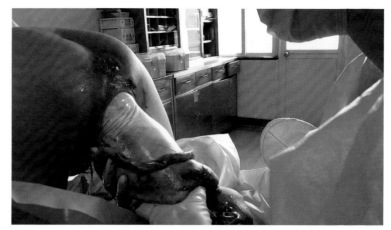

图4.5　跪位分娩胎肩娩出

③胎儿肩膀娩出后，左手握住胎颈，右手托住胎臀，垂直娩出胎儿。需特别注意保护胎头，以免新生儿坠落。立即评估新生儿，如无特殊，给予常规处理；如需复苏，则应立即断脐转至辐射台抢救。

④用布包住臀部及脐带，协助产妇平卧（可先娩胎盘），再次消毒，铺巾，更换手套，检查缝合伤口等。

# 第四节 注意事项

（1）膝关节受损，运动神经功能减弱及采用硬膜外麻醉镇痛等不宜采用。

（2）跪位分娩体力要求较高，应该及时评估产妇体力情况，及时指导产妇休息或更换体位，同时应密切观察胎心情况。

（3）产妇由跪位转为平卧位时，应做好安全防范，以免发生母体损伤。

# 第五章

# 坐 位 分 娩

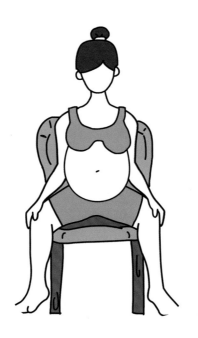

第二产程坐位分娩一般采用半坐卧位或垂直坐位分娩。助产士采用坐位接生可借助分娩椅。坐位分娩是当前产妇认为比较能接受和维持的一种体位。坐位可使骨产道空间增大，顺应分娩机转的生理体位，能充分发挥胎儿的重力作用，加强宫缩，缩短产程。也可促进产妇屏气，避免在第二产程不正确使用腹压而消耗体力。但坐位可引起宫缩间歇期宫腔内压力增加，较高的间歇期宫内压力作用于产妇宫颈，容易发生宫颈和会阴水肿。

# 第一节　坐位分娩优劣势

## 一、坐位分娩的优势

（1）借助重力作用，有助于增加宫缩质量，缩短第二产程。

（2）可轻微增大骨盆入口，有助于产力的传导，促进胎头下降和异常胎方位胎头旋转。

（3）坐位分娩可以减轻子宫对腹主动脉及下腔静脉的压迫，改善胎盘循环，减少胎儿窘迫的发生。

（4）有助于减轻腰骶部疼痛和产妇休息。

（5）增加舒适度，减轻疼痛，便于肩部、骶部热敷及按摩。

## 二、坐位分娩的劣势

（1）胎先露直接压迫会阴体，容易造成严重的会阴撕裂伤。

（2）分娩时间超过1小时，容易导致宫颈及会阴水肿，增加会阴侧切率及宫颈裂伤的风险。

# 第二节  坐位分娩体位应用时机

## 一、以下情况可采用坐位分娩

（1）产程进展缓慢，利用坐位分娩可加速产程进展时。

（2）产妇腰骶部疼痛难忍。

（3）产妇感觉坐位较其他体位舒适时。

## 二、以下情况不采用坐位分娩

（1）采用坐位分娩30分钟产程仍无进展。

（2）产妇会阴水肿严重。

（3）产妇放置硬膜外管，躯干无法完全伸直维持坐位时。

（4）产妇采取坐位感觉疼痛加剧或不舒适，拒绝使用该体位时。

（5）妊娠合并高血压患者。

（6）发生胎心异常时。

# 第三节 第二产程坐位接生操作流程

## 一、操作目的

增加舒适度，利用重力作用加速产程进展。

## 二、物品准备及人员准备

### 1. 物品准备

（1）一次性产包（内有：手术衣、一次性长垫巾、小垫巾、脚套、手套、孔巾、小纱块、有尾纱、脐带圈、弯盘）。

（2）无菌器械包（内有：止血钳、持针器、剪刀、镊子、巾钳、小杯、吸球、聚血盆）。

（3）碘伏、利多卡因、0.9%氯化钠、新生儿复苏器械及药品、新生儿辐射抢救台（提前预热）、一次性垫床纸、分娩椅等。

### 2. 人员准备

（1）产妇排空膀胱，冲洗、消毒会阴，取相应舒适体位。

（2）接生者着装规范，戴帽子、口罩，外科洗手，穿手术衣，摆好物品器械。

（3）配备台下巡回护士1人。

## 三、操作步骤

### 1. 评估

产妇有无严重孕期并发症，如重度子痫前期、严重心脏疾病等；有无胎儿窘迫、胎儿大小、羊水情况等；评估产妇会阴是否有水肿、产妇依从性及对自然分娩的信心等。了解产程进展及胎方位情况。了解有无放置硬膜外管等。如母胎情况适宜且产妇愿意采取坐位分娩者，予以实施坐位分娩。

### 2. 上台准备

（1）讲解坐位分娩的目的及益处，取得产妇信任与配合。

（2）与产妇充分沟通，指导配合技巧，如用力时机、如何呼吸及注意事项等。

### 3. 会阴冲洗及消毒

（1）会阴冲洗。建议利用仰卧位冲洗，顺序方法同仰卧位，顺序为小阴唇—大阴唇—阴阜—大腿内上1/3—会阴—肛门周围。

（2）会阴消毒。产妇分开双腿，充分暴露会阴，消毒顺序为小阴唇—大阴唇—腹股沟—阴阜—大腿上1/3—会阴体—肛门（图5.1）。

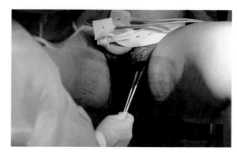

图5.1　坐位分娩会阴消毒

## 4. 接生流程（以分娩椅垂直坐位为例）

（1）体位摆放。产妇会阴部下方铺垫床纸（防止分泌物过多打滑，地面也可垫上双层水垫，以防胎儿坠地），产妇坐于分娩椅或分娩凳上，双腿自然分开与地面呈90°，双手握住两旁把手，背部可靠在椅背上，也可垂直坐于分娩椅上（图5.2）。

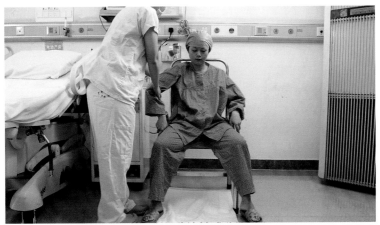

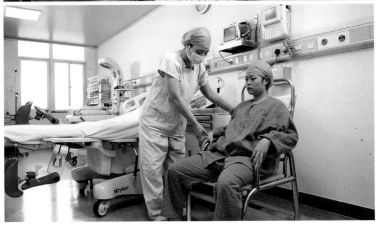

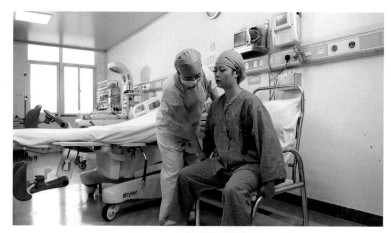

图5.2　坐位分娩体位摆放

（2）上台时机。经产妇宫口开6~8cm，初产妇胎头拨露2cm×2cm，或根据产程进展速度决定。

（3）铺巾。铺无菌巾及布巾于产妇会阴部下方双腿之间，双腿可套上脚套。

（4）接生方法。

①指导用力方法：用力时产妇可以双手抓住分娩椅的两旁，或者双手扶膝盖或大腿，放松时可背靠椅背，或站起活动双腿，解除会阴部长时间受压迫，减轻水肿。助产士坐在产妇前面观察胎头拨露情况，用手适度控制胎头娩出速度。由于坐位对会阴的冲击力较大，胎头娩出速度过快极易造成会阴严重裂伤，所以胎头着冠后，宫缩时指导产妇吹气，避免使用腹压，利用宫缩的力量缓慢娩出胎儿；配合较差者，可利用宫缩间歇期指导产妇双手抓住扶手，向下用力，缓慢娩出胎儿（图5.3）。

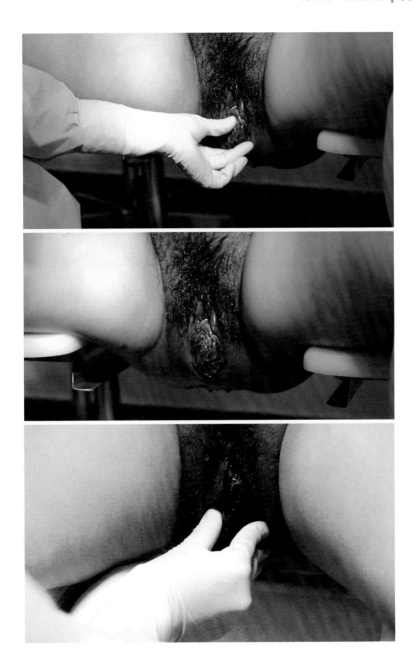

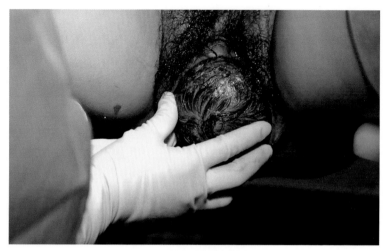

图5.3　坐位分娩胎头娩出

　　②娩肩方法：胎头娩出，托住胎头，胎儿面色红润，等待下一阵宫缩自然顺势娩肩，无须刻意进行复位外旋转。面色瘀紫或者无法自行复位外旋转者，可协助娩肩，方法同仰卧位（图5.4）。

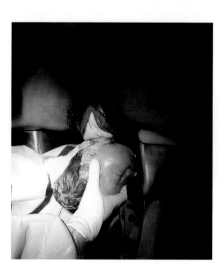

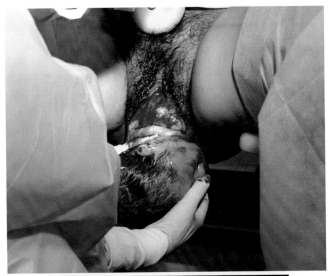

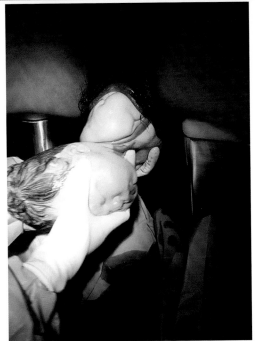

图5.4 坐位分娩胎肩娩出

③胎头娩出时，左手握住胎颈，右手顺势抓住胎儿足部，谨防新生儿坠地。胎儿娩出后，Apgar评分10分可直接进行早接触，如需复苏则应立即断脐转至辐射台抢救。

④协助产妇平卧：胎儿娩出后，若出血不多，可以在原体位娩出胎盘；若出血较多，协助产妇站立，用布巾包裹产妇臀部，产妇从床尾部踩脚踏上床，双脚放至脚架。再次消毒，铺巾，更换手套，检查缝合软产道。

# 第四节 注 意 事 项

坐位分娩时间过长压迫外阴局部，易导致会阴水肿，分娩时间以坐上分娩椅（凳）1小时内分娩最好。由于坐位分娩对会阴的损伤比较大，所以利用坐位接生时，应着重评估产妇的会阴条件及依从性。在胎头大径即将娩出时，应严格控制胎头娩出速度。

# 第六章

# 自由体位分娩辅助工具

近年来，自由体位在临床中的运用越来越多，同时在自由体位实施的过程中，也出现了许多问题。例如与传统仰卧位接生比较，由于体位改变，助产士操作空间较局限。某些体位，如站立位、跪位，对产妇的体力也是一种挑战。因此为了在临床中更好地配合产妇进行自由体位分娩及便于助产士接生，临床工作者设计了很多相应的辅助器具。

# 第一节 分 娩 椅

分娩椅主要应用于坐位分娩接生，也可用于站立位、蹲位分娩时休息使用。分娩椅辅助坐位分娩更加符合自然分娩机制，有利于促进自然分娩及母婴健康。产妇使用分娩椅取坐位时，还可以减轻子宫对骶尾部的压迫，降低疼痛，产妇更觉舒适。

使用方法：宫缩时，产妇坐在分娩椅上，双手分别握住两侧扶手，向下屏气用力；宫缩间歇期，产妇可坐在分娩椅上休息，饮水或进食以补充体力。助产士使用分娩椅实施接生时，利用分娩椅中间U形开口，观察胎头拨露情况及实施接生操作。

分娩椅有如下几种（图6.1）。

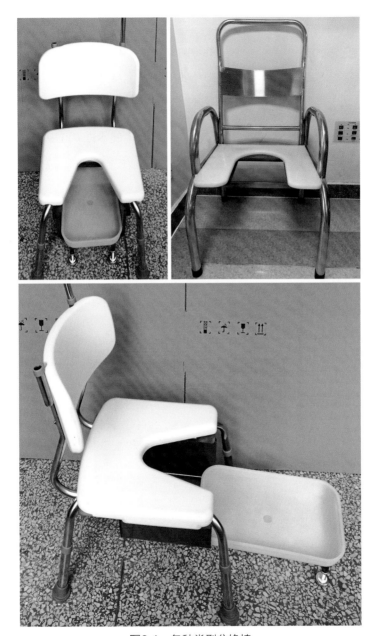

图6.1 各种类型分娩椅

# 第二节　跪趴位辅助分娩凳

跪趴位、蹲位能较大地增加骨盆出口的空间，且能较好地利用重力，利于胎儿的娩出，但多数产妇反映使用跪趴位分娩由于膝盖和大腿受压时间较长，产妇容易疲劳难以坚持。

跪趴位辅助分娩凳，凳体、凳面倾斜设计，一侧高一侧低，在用于跪趴位分娩过程中，能起到承托产妇臀部和大腿重量的作用。低侧边缘缺口槽的设计，有利于胎头拨露。因此跪趴位辅助分娩凳能更好地帮助助产士实施跪趴位分娩，同时还能缓解产妇疲劳，增加产妇的舒适度（图6.2）。

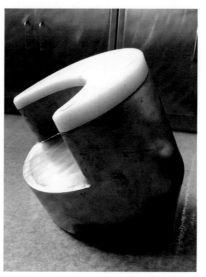

图6.2　跪趴位辅助分娩凳

# 第三节 其他自由体位辅助分娩工具

## 1. 软垫、护膝

跪趴位分娩，垫于产妇的膝盖下方，减轻膝盖受压（图6.3、图6.4）。

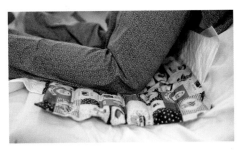

图6.3 软垫

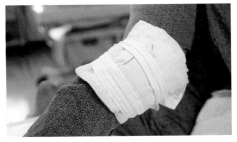

图6.4 护膝

## 2. 镜子

当产妇采取站立位、跪位或坐位分娩时，助产士可把镜子置于地上，助产士通过镜子反射随时观察胎先露的下降情况。简单方便，可提高助产士的工作效率。

# 参 考 文 献

［1］ 刘兴会，漆洪波. 难产［M］. 北京：人民卫生出版
社，2015.

［2］ 江紫妍，黄美凌，夏华安. 自由体位分娩在临床中的应
用进展［J］. 中国实用护理杂志，2016，32（22）：
1756-1760.

［3］ 庞汝彦，张宏玉. 导乐分娩培训教材［M］. 北京：中
国社会出版社，2017.

［4］ PENNY SIMKIN. 助产手册［M］. 雷慧中，译. 3
版. 广州：广东科技出版社，2015.

［5］ PENNY SIMKIN. 产程进展手册［M］. 陈改婷，译.
2版. 西安：世界图书出版社，2011.

［6］ 贺晶，陈璐. 分娩时体位选择［J］. 中国实用妇科与产
科杂志，2015，31（2）：112-116.

［7］ 张依妮，郭洪花. 不同分娩体位在第二产程应用的研究
进展［J］. 中华护理杂志，2013（03）：281-283.

［8］ 赖定群. 产时体位护理对产程进展的影响［J］. 全科
护理，2009（21）：1913-1914.

［9］ 江秀敏，高丽素，金丽珠，等. 分娩第一产程自由体
位的临床研究［J］. 中华护理杂志，2002（03）：

5-7.

[10] 万筱婷，邹小平，敖英，等. 不同分娩体位对分娩结局的影响［J］. 中国妇幼保健，2009（32）：4517-4518.

[11] 李晶，纪艳洁. 立式体位对分娩的影响［J］. 中国医药指南，2011（20）：324-325.

[12] RUSSELL J G. The rationale of primitive delivery positions［J］. Br J Obstet Gynaecol, 1982, 89（9）：712-715.

[13] RICHES E. The history of lithotomy and lithotrity［J］. Ann R Coll Surg Engl, 1968, 43（4）：185-199.

[14] MCKAY S R. Maternal position during labor and birth：a reassessment［J］. JOGN Nurs, 1980, 9（5）：288-291.

[15] ZWELLING E. Overcoming the challenges：maternal movement and positioning to facilitate labor progress［J］. MCN Am J Matern Child Nurs, 2010, 35（2）：72-80.

[16] ATWOOD R J. Parturitional posture and related birth behavior［J］. Acta Obstet Gynecol Scand Suppl, 1976, 57：1-25.

[17] GUITTIER M J, OTHENIN-GIRARD V, IRION

O, et al. Maternal positioning to correct occipito-posterior fetal position in labour: a randomised controlled trial [J]. BMC Pregnancy Childbirth, 2014, 14: 83.

[18] STORTON S. Step 4: provides the birthing woman with freedom of movement to walk, move, assume positions of her choice: the coalition for improving maternity services [J]. J Perinat Educ, 2007, 16 Suppl 1: 25S-27S.

[19] MEYVIS I, VAN ROMPAEY B, GOORMANS K, et al. Maternal position and other variables: effects on perineal outcomes in 557 births [J]. Birth, 2012, 39 (2): 115-120.

# 下编

## 围生期运动

# 第一章

# 孕妇瑜伽

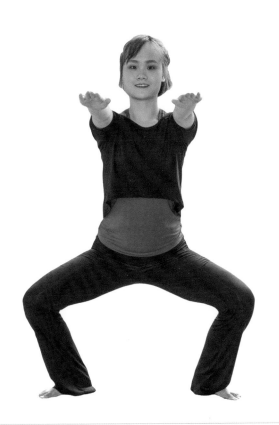

瑜伽（Yoga）是一个通过提升意识，帮助人类充分发挥潜能的体系。瑜伽姿势运用古老而易于掌握的技巧，帮助人们改善生理、心理、情感和精神方面的能力，是一种达到身体、心灵与精神和谐统一的运动方式。孕妇瑜伽是一类为孕妇量身定制的瑜伽，比普通的瑜伽更舒适，动作也相对简单。

孕期练习瑜伽可以增强自身的体力和肌肉张力，增强身体平衡感，强健和伸展在分娩时会用到的肌肉和关节。同时有助于缓解紧张的情绪和孕期带来的腰酸背痛等问题，并减轻分娩时的疼痛。练习瑜伽还可以刺激控制激素分泌的腺体，加速血液循环，还能够很好地控制呼吸。

孕期练习瑜伽要遵循安全指南，在专业人士的指导下练习，以保证安全，并用心感受身体对姿势练习的反应，但是任何运动都应以孕妇个人的需要和舒适度为准。需要注意的是，瑜伽并不是使怀孕和分娩更为安全顺利的唯一方式，但瑜伽可以让这个过程变得轻松简单，并有助于孕妇在产前保持平和的心态。此套孕妇瑜伽属于初级，适合于零运动基础的孕妇练习，运动时长可根据自身情况循序渐进。

● **好处**

1. 有助于调节骨盆。

2. 增加心肺功能。

3. 配合呼吸，放松肌肉。

4. 缓解精神压力。

5. 帮助分娩。

6. 保持体形，改善浮肿。

● **注意事项**

1. 以下动作不宜进行：

①后弯类动作。这一类动作会让背部的压力变大。

②腹部着地的动作。这一类动作会给孕妇的腹部带来更大的负担，应该避免。

③深度扭转类、倒立类的动作。

2. 孕妇练习瑜伽要做到适度锻炼，必须确定适度锻炼的量化标准。应该考虑锻炼的次数、强度、时间和类型。

3. 请在专业人士指导下进行。

● **禁忌证**

1. 母亲因素：高血压、癫痫、心脏病、限制性肺疾病等。

2. 妊娠并发症：前置胎盘、胎盘早剥、多胎妊娠、早产、不稳定胎位（臀位、横位等）、妊娠中晚期持续阴道出血。

3. 胎儿因素：胎心异常、羊水Ⅲ°浑浊。

4. 药物因素：使用哌替啶4小时内。

5. 无痛分娩（采用椎管内麻醉）者。

运动前请穿宽松运动服和防滑鞋、袜。特殊情况者，请专业人士评估后再进行相关运动。

**半蹲伸展式**

直立准备动作，轻轻吸气，呼气时下蹲，手臂向前伸直，掌心向下，保持肩膀与手臂平行，吸气时站起。

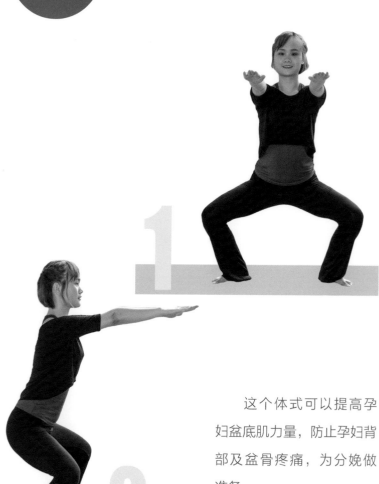

这个体式可以提高孕妇盆底肌力量，防止孕妇背部及盆骨疼痛，为分娩做准备。

一伸式

双脚打开约1米距离，脚尖朝外，吸气下蹲，两手侧举打开。呼气，屈膝下蹲，两手曲肘，掌心朝前。吸气，收回。

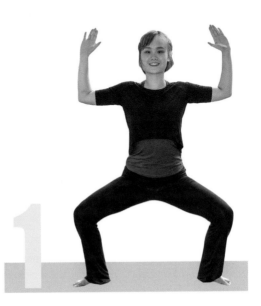

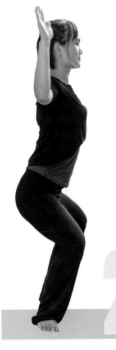

这个体式可以帮助孕妇打开髋部和胸部，增强下半身的力量和韧性。

**敬礼式**

双手合十，呼气下蹲，肘关节抵住膝盖内侧。注意不要挤压腹部，可以在此姿势时保持1~2次呼吸后吸气站起。

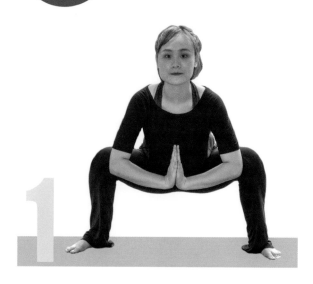

这个体式可以缓解颈椎病症状，同时打开髋关节，增强胯部柔韧性，让顺产更容易。

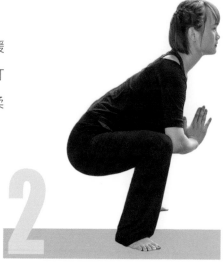

**静坐**

坐在瑜伽垫上，双小腿向前交叉，尽量让小腿中段交叉，脚踝在膝盖的下方，手自然地搭在膝盖上。臀部左右轻轻移动，达到让两侧的坐骨向两边打开的目的。调整好姿势后尽量挺胸直立，闭上眼睛，自然地呼吸。静坐15~30秒。

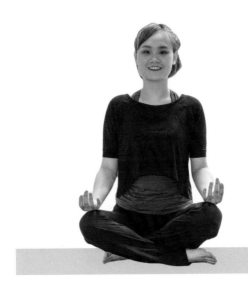

**腹式呼吸**

背部挺直，右手放在胸前，左手放在肚脐处。吸气时，最大限度地向外扩展腹部，胸部保持不动（吸气时脊柱拉长，把宝宝轻轻向前推送）。呼气时，最大限度地向内收缩腹部，感受到腹肌的收紧，胸部保持不动。

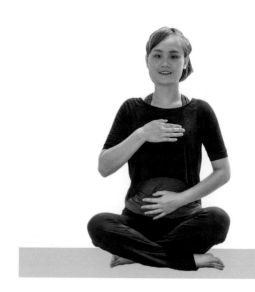

深长的腹式呼吸既能吸进更多的氧气，增加体内的氧含量，又能有效地缓解孕期压力，增加与宝宝的沟通。

**肩部锻炼**

背部挺直，感受头颈部向上伸展，微收下颌，自然呼吸，双手自然地放在膝盖上。吸气时，双肩向后打开，双手向上缓慢抬高举过头，同时抬头向上看。呼气时，双手外旋掌心向下，手臂缓慢放下。

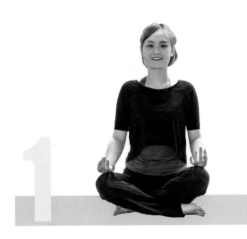

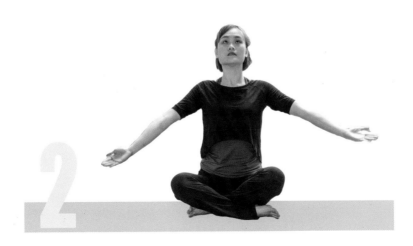

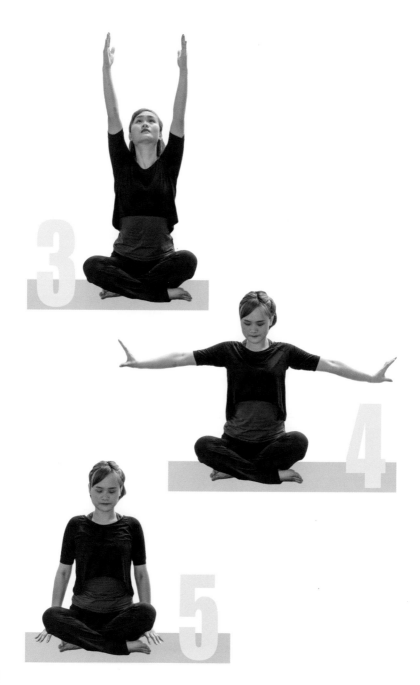

3

4

5

**背部锻炼**

　　背部挺直，吸气时，双肩向后打开，双手向上抬高举过头，同时抬头向上看。呼气时，双手合十落回胸前，十指交叉向前推送。再次吸气，双手保持十指交叉，伸直双臂上抬；呼气时，双手外旋，掌心朝下，手臂放下，同时低头回正头部，眼睛稍往下看。

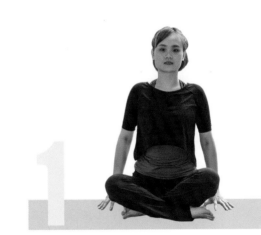

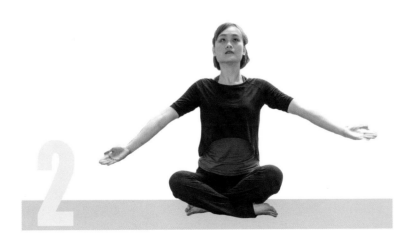

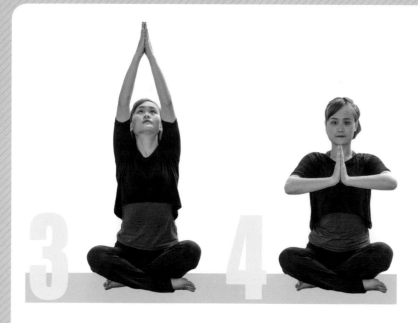

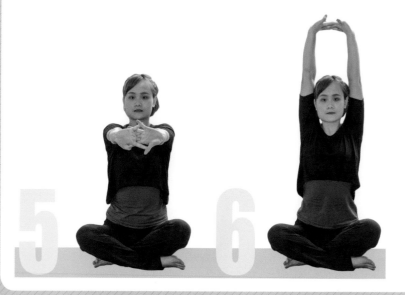

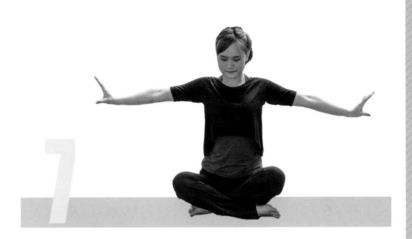

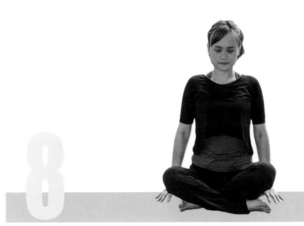

**束角式**

轻轻活动双肩，左腿弯曲，脚跟靠近大腿根，膝盖下沉，右腿向前、向右伸直打开，挺直脊柱，双眼注视前方，保持呼吸。吸气，上举左手，尽量让身体向右侧弯曲，避免含胸和向前弯曲身体。呼气，还原身体。再次吸气，重复上述动作，同方向做4次后更换方向。

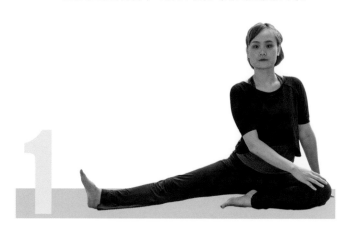

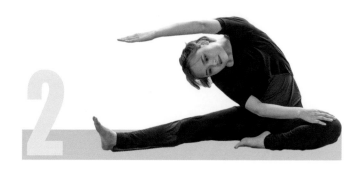

这个体式可以拉伸大腿内侧及腰部两侧的韧带。

坐在瑜伽垫上，两个小腿向前交叉，尽量让小腿中段交叉，脚踝在膝盖的下方，背部挺直。吸气时身体带动宝宝弯向一侧，同时同侧的手肘撑地，两手臂形成环形姿势；呼气回正后，身体再次带动宝宝扭转向对侧。换方向，重复上述动作。

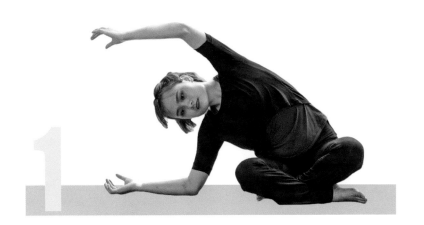

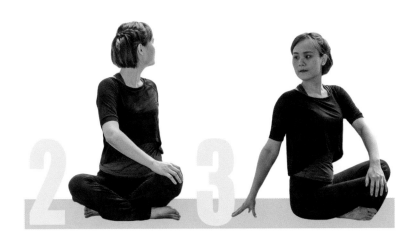

**拉伸**

　　左膝跪地，右腿向右伸直打开，右脚掌尽量全部贴地，双手平举与肩齐高。

　　吸气时，身体带动左臂弯向左侧，同时左手掌撑地，右手向左上方伸直，尽量使右手、右侧腰部、右腿呈一条直线，眼睛看向右手方向；呼气时回正身体，保持左膝跪地、右腿伸直、双手平举的姿势。再次吸气重复上述侧弯动作。换方向，重复上述动作。

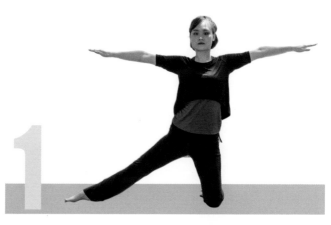

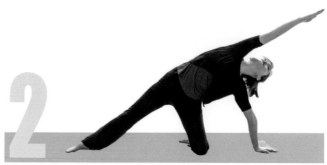

**活动脚踝**

双肩下沉，双手后撑，双腿打开（肚子越大，打开得越大），背部挺直。吸气时，勾脚尖（脚尖勾向身体），呼气时拱脚背（脚尖点地）。

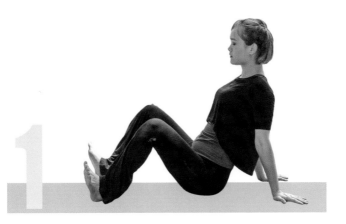

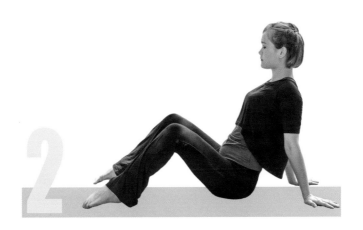

双肩下沉，双手后撑，双腿打开，背部挺直。吸气时，挺直胸膛，头微微上抬，呼气时，双腿带着宝宝倒向右侧；吸气，回正挺直胸膛；呼气，双腿带动宝宝倒向左侧，吸气，回正身体。

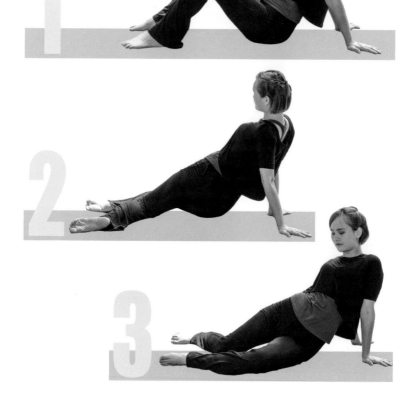

打开骨盆及双腿韧带

双肩下沉，双手后撑，双腿打开（肚子越大，打开得越大），背部挺直，脚掌贴紧地面。吸气，身体回到正中；呼气时，尽可能地打开双腿，使膝盖尽量贴近地面。

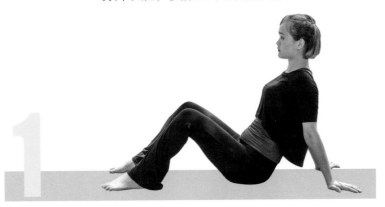

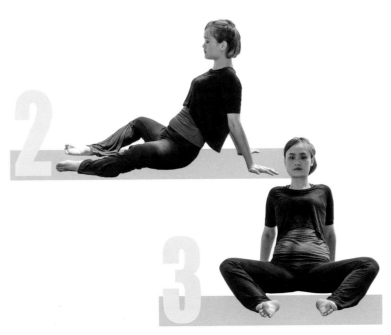

**臀部拉伸**

　　双手撑地，左腿弯曲，靠近大腿根，膝盖下沉，右腿向后尽可能地伸直贴近地面，臀部靠近地面。吸气时，右腿用力贴近地面，头上抬。呼气时，放松右腿，头复原，微收下颌，重复上述动作4次。换右腿弯曲，同样动作重复4次。

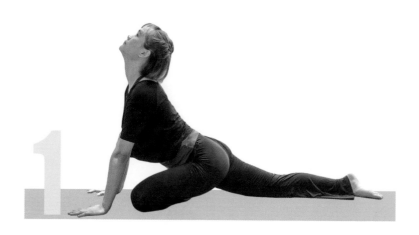

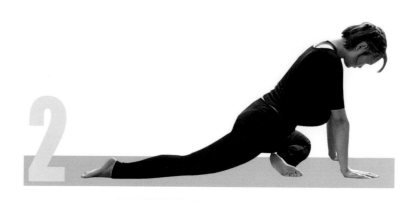

猫式

双膝打开与骨盆同宽，双手五指打开与掌心共同撑地，肘部内收，不可向前推。吸气时，挺直胸，抬头，翘臀，打开坐骨，拉长腹部，腰向前推，挺胸腔，抬头往上看。呼气时，卷起颈椎、胸椎、腰椎，低头看向宝宝。

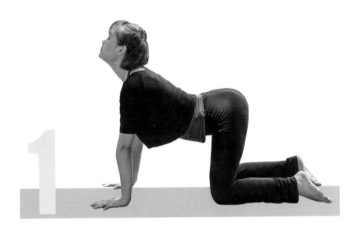

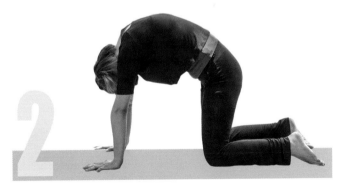

背部的上拱和下凹有助于保持脊柱的弹性，温和地强健背部和腹部的肌肉。

**猫式摇摆**

吸气，放平背腰部；呼气，右臀找右肩，眼睛看后方。吸气回正，呼气，左臀找左肩，眼睛看后方。

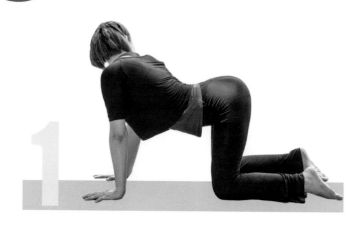

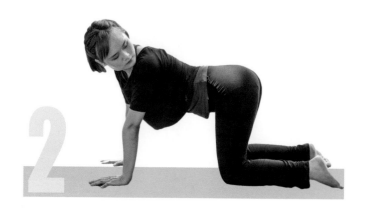

这个体式能缓解孕期下背部酸痛和耻骨疼痛。

**蛙式**

双膝顺势下跪，打开双腿，双手自然向前伸直贴地，尽量向远处延伸，放松肩部，轻微下沉双肩，感受到肩背部肌肉的拉伸感，头自然放松靠在瑜伽垫上，保持自然平和的呼吸，伸展臀部、背部、大腿肌肉。

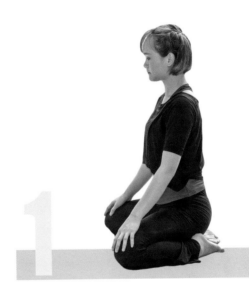

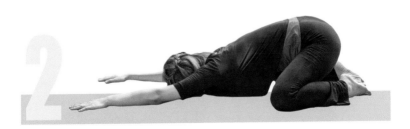

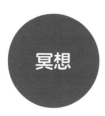

**冥想**

双手胸前合十，用力搓热掌心，放在眼睛上，温暖眼睛，净化心灵。再次搓热掌心，放在肚子上，温暖宝宝，带给他安全感。

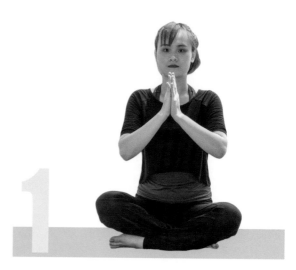

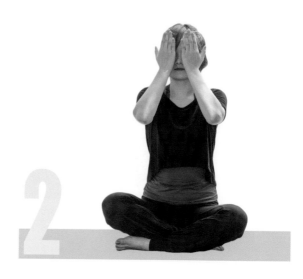

# 第二章

# 分娩球运动

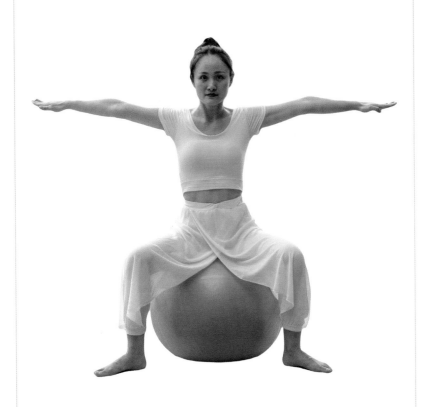

分娩球最早称为"瑞士球"，又称理疗球。它是一个直径45~85厘米的弹性橡胶球。该方式最早用于新生儿和婴儿的治疗项目，后来用于运动训练。

分娩球在孕期和分娩期都可以使用，是孕产妇练习较多的一项运动。此套分娩球运动较孕妇瑜伽，在运动强度上稍有增加。

孕期练习分娩球运动能够改善孕妇的心肺功能，增强腰部、背部和腹部的肌肉力量，缓解骶尾部疼痛。强韧的腹肌能够给子宫和胎儿提供重要的支撑，腹肌会在怀孕时由于孕产妇不断地锻炼而更容易伸长，而这种变化又会在分娩结束后使腹肌和盆腔内容物迅速恢复到怀孕前的强度，协助体形的恢复。在一定程度上也能够减轻或预防胎儿的体重压迫产妇脊柱而导致的背痛，缓解孕期久坐导致的骶尾部疼痛。分娩期使用分娩球有助于产程中胎头下降，促使胎头进入骨盆。产妇直立坐在球上，通过运动帮助胎儿更好地进行内旋转，同时也可以使产妇感到更舒适。产妇坐在球上，把上臂放在床尾、桌上或其他稳定的可以提供支撑的物体表面，在宫缩的时候，轻轻地在分娩球上进行运动，不仅能够使孕产妇感到更加舒适，还能有助于自然分娩。同时，分娩球运动还可以放松骨盆关节韧带，扩大骨盆各条径线，促进胎儿头部下降，纠正异常胎方位，使孕产妇在第二产程时更好地发力，加快产程进展。分娩期此运动配合其他物理减痛工具同时使用时，减痛效果更佳。

● **优点**

1. 怀孕期间，孕妇在生理上会有一定的改变，这些改变会影响她们的平衡、协调能力和体形。而使用分娩球可以提高孕产妇的身体平衡和协调能力，改善孕产妇的身体形态。

2. 分娩球在一定程度上能够改善孕妇的心肺功能、肌肉力量和柔韧性。在运动的同时，增加一些特殊肌肉组织的柔韧性（受怀孕体形改变所影响的组织，比如说背部下方和跟腱等）则是分娩球独特的健身益处。

3. 分娩球可以使锻炼过程充满乐趣，增加娱乐的元素，且可以由使用者自行掌控运动节奏和方向，从而缓解压力和紧张。

4. 分娩球相比椅子和沙发更舒适，并且更易站起和坐下。

5. 分娩球可以刺激脊柱附近起支撑作用的深层肌肉，使其保持韧性，从而保护背部。

6. 有临床观察表明，怀孕早期使用分娩球进行运动可以降低孕晚期背部疼痛的发生率，增加腹肌的柔韧性，使用分娩球进行运动可以避免其他锻炼方式产生的骨盆底的压迫感，还能增加稳定性。

7. 使用分娩球进行孕期运动可以减少孕产妇背部疾病的发生，例如孕期蹒跚步。

● **注意事项**

1. 推荐使用"防爆"球，这种分娩球如果被刺破，球内的压力也不会突然下降。

2. 检查缓慢放气系统。如需放气，则应使用撬塞器放气。

3. 如有破损，勿尝试修补，请更换另一个分娩球。

4. 勿将分娩球暴露在温度极端的环境中。

5. 注意所选择的分娩球可承受的重量。

6. 移走周围危险的物件，在较为空旷的地方使用分娩球进行运动，避免周围物体的阻挡。

7. 使用前检查球的表面，须完整、无潮湿。

8. 穿着宽松、合适的衣物。

9. 使用防滑软垫、瑜伽垫时，不要在粗糙表面上使用。

10. 上下分娩球须加倍小心，避免踮脚练习，需从球的正面坐在球上，不要从后方跨坐。

11. 使用前进行5分钟的热身运动。

12. 每次锻炼的时候保持呼吸的均匀、通畅。

13. 如果运动时出现任何疼痛或不适，要立即停止。

14. 孕产妇首次使用分娩球时必须在专业人士指导下进行，熟练掌握后建议在家人陪护下使用分娩球。

15. 避免长时间站立，必要时可以休息。

16. 每运动一段时间后即时补充水分，少量多次饮水。

17. 配合呼吸，放松身体。

● 禁忌证

1. 母亲因素：宫颈机能不全、宫颈环扎术后、妊娠期高血压疾病、癫痫、心脏病、限制性肺疾病、病态肥胖、超低体质量等。

2. 妊娠并发症：前置胎盘、胎盘早剥、多胎妊娠、早产、不稳定胎位（臀位、横位等）、重度贫血、妊娠中晚期持续阴道出血。

3. 胎儿因素：胎心异常、羊水Ⅲ°浑浊。

4. 药物因素：使用派替啶4小时内。

5. 无痛分娩（采用椎管内麻醉）者。

运动前请穿宽松运动服和防滑鞋、袜。特殊情况者，请专业人士评估后再进行相关运动。

● **分娩球的选择**

分娩球柔软舒适，适合孕期运动或分娩时减痛使用。分娩球的安全使用依赖于球的型号及球的充盈程度。分娩球有不同的型号，通常根据身高来选择适合自己的分娩球。分娩球有小、中、大3种型号，以165厘米的身高为例，60厘米的分娩球最合适，而如果是身高155厘米的孕妇，45厘米的分娩球最合适。

● **身高适配尺寸**

| 身高/厘米 | 尺寸/厘米 |
| --- | --- |
| 140~152 | 45 |
| 153~162 | 55 |
| 163~167 | 60 |
| 168~173 | 65 |
| >173 | 75 |

以上尺寸仅供参考，体重的差异有可能影响选球的尺寸。

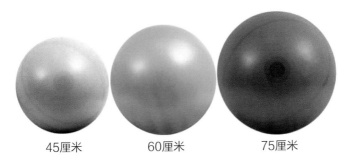

45厘米　　　　60厘米　　　　75厘米

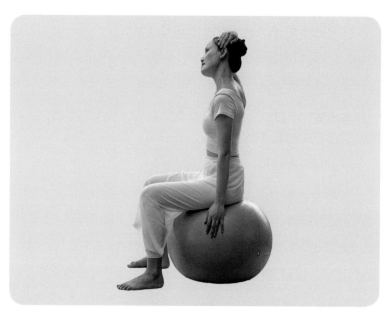

安全选球，达到4个90°角

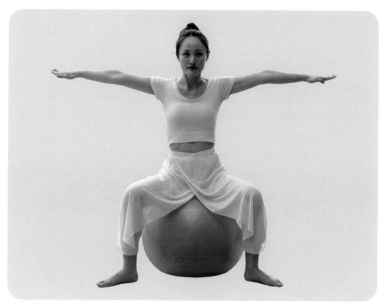

正确选球，保持平衡

除了球的尺寸，球的充盈程度也对安全有一定的影响，所以最好能保持4个90°角：当我们坐在分娩球上时，双脚自然分开，与肩同宽，眼睛平视前方。上半身与大腿、大腿与大腿、大腿与小腿、小腿与地面均呈90°角。此外，我们还要确保分娩球没有破损、漏气。这样是最合适自己运动的分娩球，同时也比较安全。

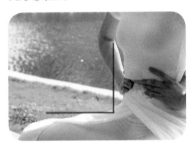

上半身与大腿呈90°角

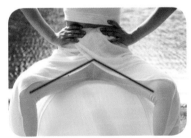

大腿与大腿呈90°角

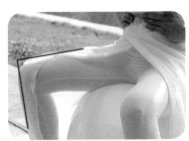

大腿与小腿呈90°角

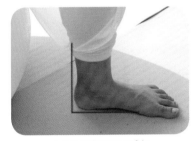

小腿与地面呈90°角

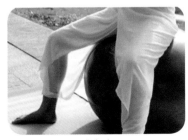

球太大

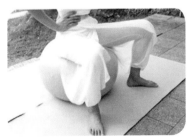

球太小

# 一、热身运动

调整呼吸，放松肩膀，开始热身运动。

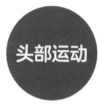

双脚自然分开，与肩同宽，双手叉腰，背部挺直，收住核心，头部进行前、后、左、右点头动作。然后逆时针旋转头部，再顺时针旋转头部。

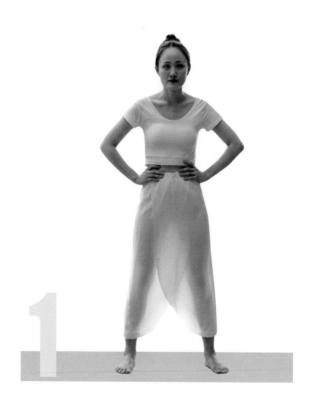

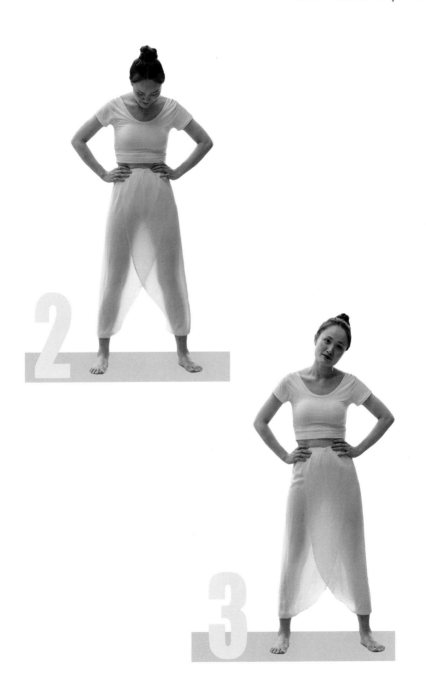

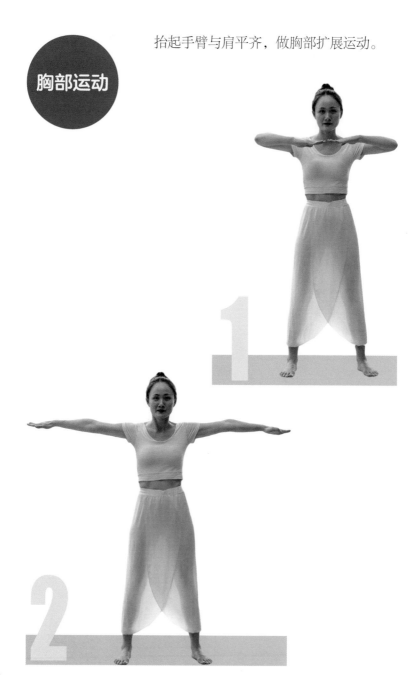

**胸部运动**

抬起手臂与肩平齐，做胸部扩展运动。

**肩部运动**

双臂一上一下，做前后运动，左右手交替进行。

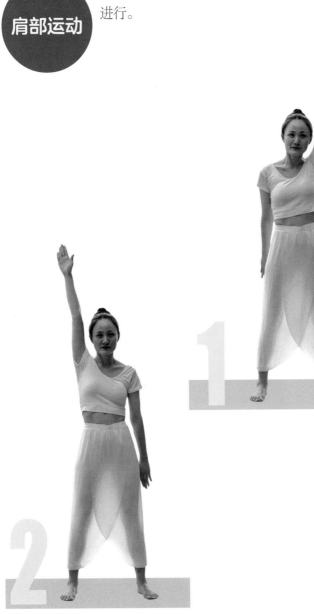

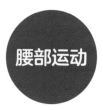

**腰部运动**

双手叉腰，向左旋转腰臀部，再向右旋转腰臀部。

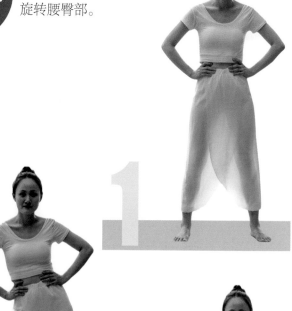

1

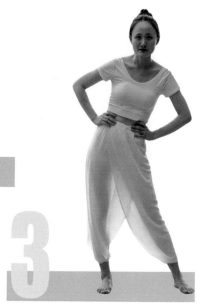

2

3

**臀部、腿部运动**

● 早安式

　　双脚自然分开，与肩同宽，身体直立，双手放在耳朵两侧，背部挺直，向下弯腰。

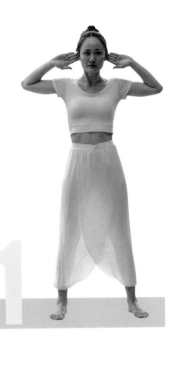

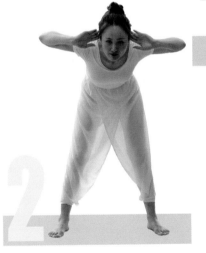

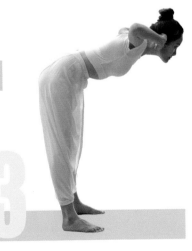

## ● 侧身弓步

大腿分开一前一后，双手放在膝盖上，弓步下压时膝盖尽量不要超过脚尖。换另一侧重复此动作。

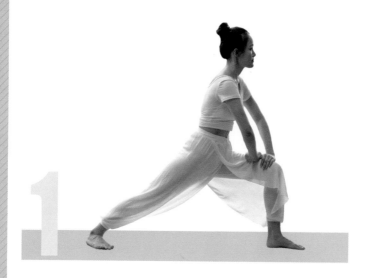

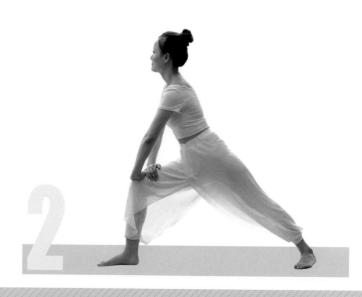

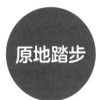

**原地踏步**

原地踏步，双手自然摆动。

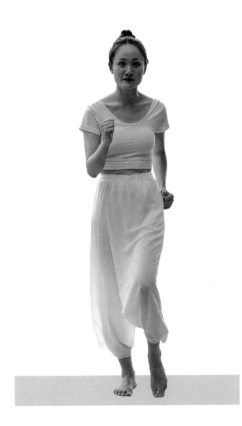

# 二、分娩球运动

**全身运动**

● 左右平举瑜伽球

双脚自然分开，与肩同宽，手持瑜伽球，左右平举瑜伽球，向左转动腰部，保持手臂伸直抱球，再向右转动腰部。

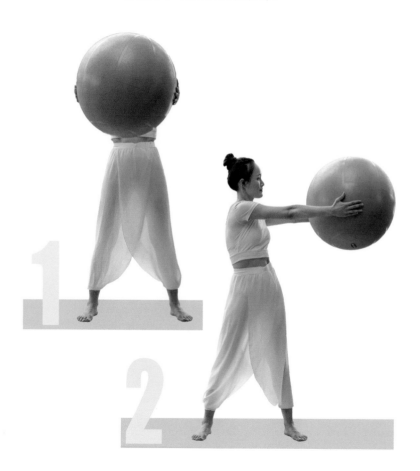

● **上举左右旋转瑜伽球**

上举瑜伽球，向左转动腰部，保持手臂伸直抱球，再向右转动腰部。

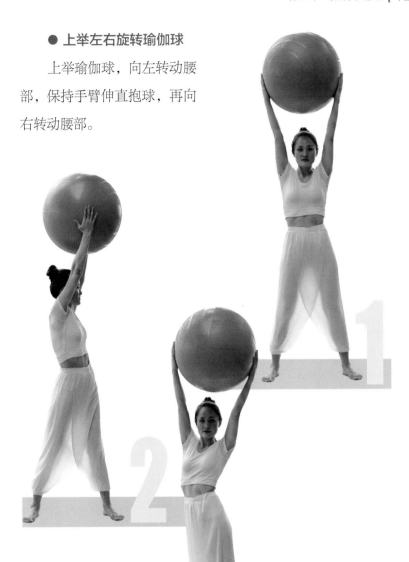

● 左右上举瑜伽球

手持瑜伽球，先屈膝，再向左转动腰部，并上举瑜伽球。回到正中，屈膝，再向右转动腰部，并上举瑜伽球。

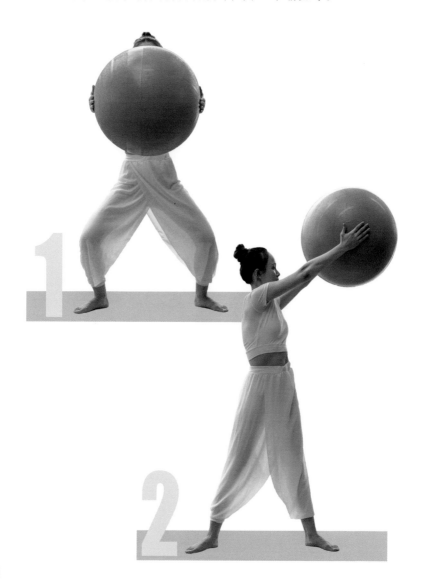

**腰部、背部、臀部运动**

● 坐球腰部运动

坐在瑜伽球上，双腿自然分开，双手水平伸直，左右延展，先向右，再向左。

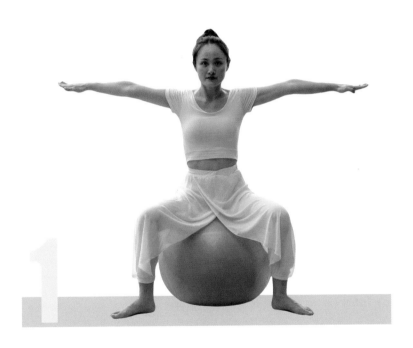

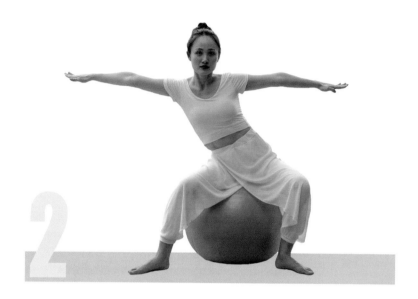

2

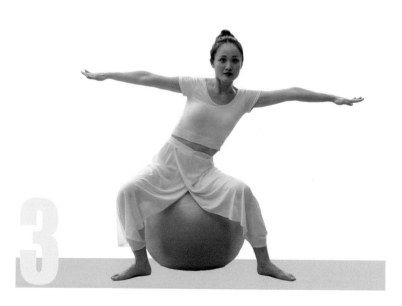

3

身体回到正中，背部挺直，双手水平伸直，左右侧下压手臂。先向左压，左手掌着地，身体回到正中，再向右压，右手掌着地。

● **坐球骨盆摆动**

　　坐在瑜伽球上，双腿自然分开，双手叉腰，身体放松，上下颠球，幅度适中。

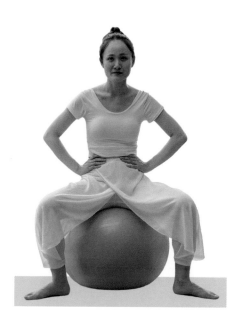

● **左右旋转骨盆**

坐在瑜伽球上，双腿自然分开，双手叉腰，从左至右旋转骨盆，再从右至左旋转骨盆。

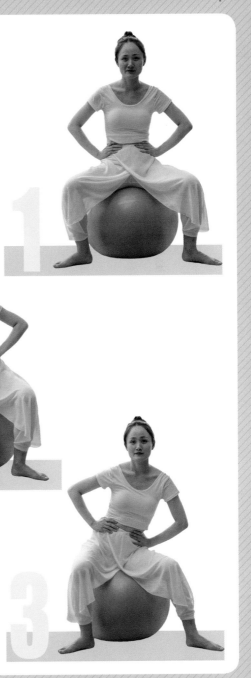

## ● 8字旋转骨盆

坐在瑜伽球上，双腿自然分开，双手叉腰，8字旋转骨盆。

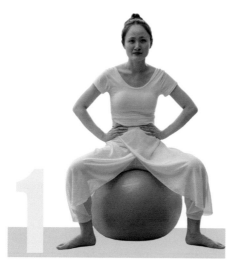

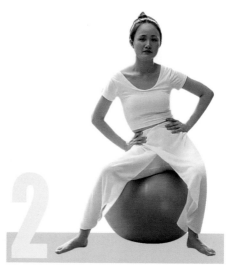

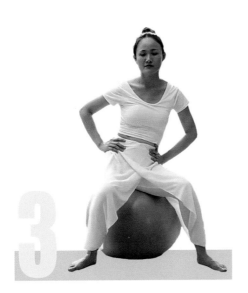

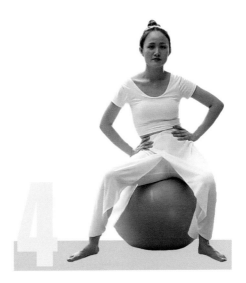

● **跪姿抱球运动**

跪坐在瑜伽垫上，双腿打开，手抱瑜伽球，身体放松，自然趴在瑜伽球上，前后滚动瑜伽球。

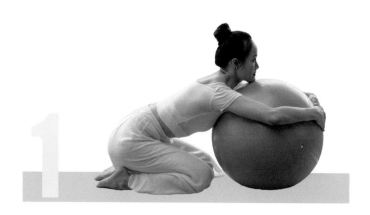

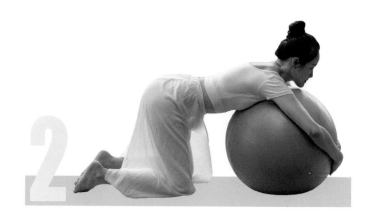

身体回到正中，左右旋转瑜伽球。再把瑜伽球向前推，肩背放松、下压，保持深呼吸。

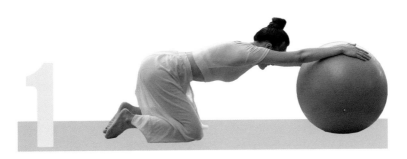

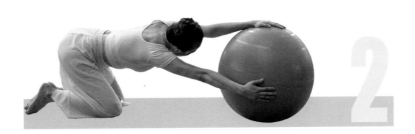

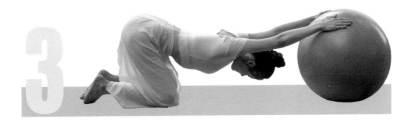

## ● 靠墙上下滑球

将瑜伽球靠墙用腰部抵住，双脚稍向前站，身体微微向后靠着瑜伽球，双腿分开一个半肩宽，双手叉腰，慢慢下蹲，再起立，上下滑动瑜伽球。膝盖弯曲尽量达到90°，但不要小于90°，膝盖不要超过脚尖。

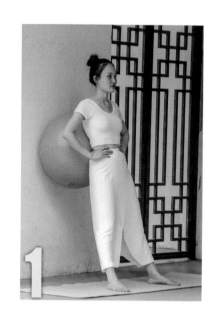

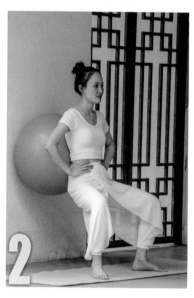

### ● 靠墙左右滑球

将瑜伽球靠墙用腰部抵住，双脚稍向前站，身体微微向后靠着瑜伽球，双腿分开一个半肩宽，双手叉腰，弯曲左腿，身体靠球向左滑动，再弯曲右腿，身体靠球向右滑动。左右来回滑动瑜伽球，腿部尽量拉伸。

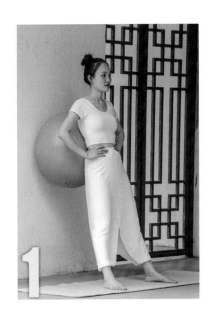

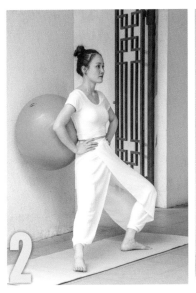

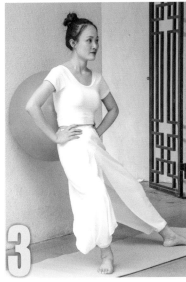

**腿部运动**

平躺在瑜伽垫上，双手放松置于两侧，将瑜伽球置于左脚下，右脚自然伸直，前后滑动瑜伽球。换右脚重复此动作。

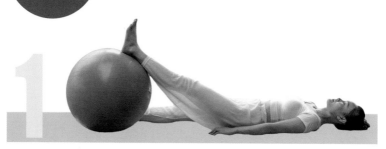

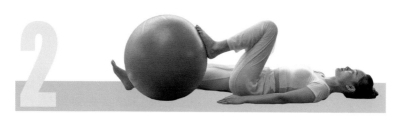

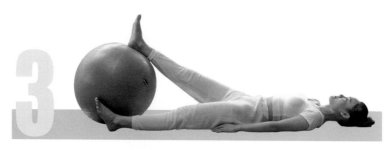

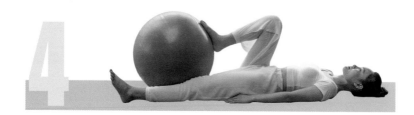

双小腿放在瑜伽球上，脚跟和小腿用力，左右摇摆瑜伽球。

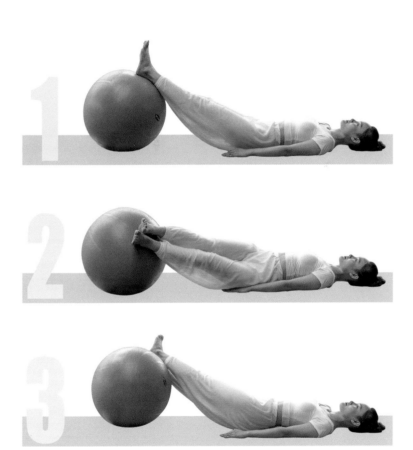

将瑜伽球放在一旁，保持平躺姿势，双肩贴地，右腿伸直，右手协助左腿跨在右腿上方，身体柔韧性好的孕产妇左膝盖尽量贴地，拉伸左侧腰臀部。换另一侧，重复此动作。

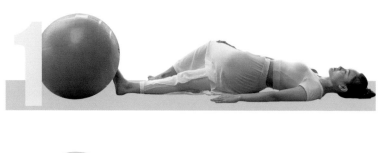

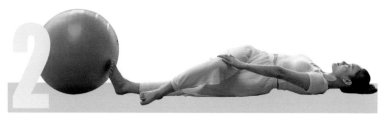

坐在瑜伽球上，双腿自然分开，双手十指相扣反握向前推，背部向后突出，维持。然后双后置于背后向后、向上推，胸部向前维持。

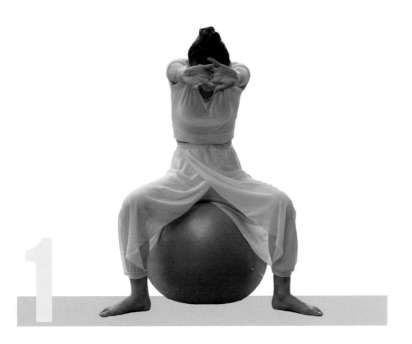

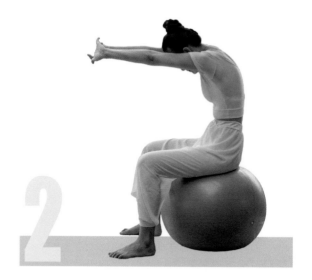

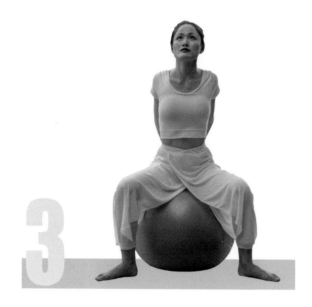

右手轻扶头左侧，沉左肩，拉伸左侧斜方肌。换另一侧，重复此动作。

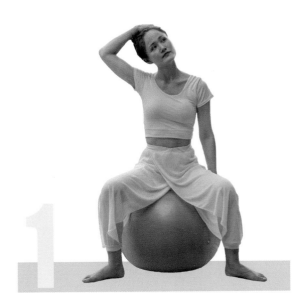

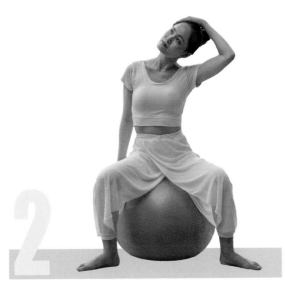

# 第三章

# 动感分娩操

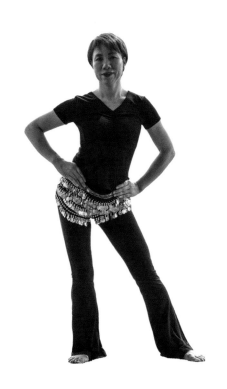

分娩操是针对孕产妇这一特殊群体，进行的科学、安全、合理、有效的一套运动。此套分娩操由围生专家和运动专家结合孕妇的生理变化、胎儿生长发育的要求和孕期特殊性等创编的一套运动，适合围生期练习，并经过临床验证，填补了我国分娩操几乎无临床验证的空白，旨在为临床制定科学、安全、合理的孕期运动提供参考。

此套分娩操跟随音乐进行有节律的安全运动，它优化、丰富孕期运动方式，在孕期能带动孕产妇的情绪，减少孕产妇对分娩的恐惧感，增强孕产妇对分娩的信心，促进家庭和睦。在分娩期能调动产妇主观能动性，积极参与运动，减轻宫缩疼痛，促进胎先露下降及产程进展。分娩操在运动强度方面较孕妇瑜伽和分娩球运动稍大，因此，建议孕妈妈在孕期能循序渐进地进行孕期运动，避免拉伤肌肉和韧带。

● **优点**

1. 控制孕产妇的体重增长及胎儿大小。

2. 维持孕产妇体形，改善心肺功能，缓解孕产妇焦虑不安的情绪。

3. 增强盆底肌功能，改善孕产妇尿失禁。

4. 改善孕产妇腰背部疼痛。

5. 纠正胎位不正，刺激胎儿的新陈代谢与各器官发育，增加顺产率，降低剖宫产率。

6. 减少产后并发症，如产后出血、新生儿窒息、会阴侧切及产后抑郁。

7. 分娩期能缓解宫缩疼痛，促进产程进展。

● **注意事项**

1. 首次进行分娩操运动必须在专业人士评估指导下进行，熟练后建议运动时有家人陪护，保证安全。

2. 必须要有孕期运动基础的孕妈妈才能学习此套运动。

3. 如果运动时发生任何疼痛或不适，要立即停止，请专业人士评估。

4. 移走周围危险的物件，在较为空旷、防滑的地方进行运动，避免阻挡。

5. 穿着宽松、合适的衣物，以及防滑鞋、袜。

6. 运动前进行充分的热身运动。

7. 每次锻炼时要均匀呼吸，保持呼吸的通畅。

8. 每运动一段时间后即时补充水分，少量多次饮水。

9. 避免长时间运动，必要时可以休息。

10. 配合呼吸，放松身体。

● **禁忌证**

1. 母亲因素：宫颈机能不全、宫颈环扎术后、妊娠期高血压疾病、癫痫、心脏病、限制性肺疾病、病态肥胖、超低体质量、控制较差的甲状腺功能亢进等。

2. 妊娠并发症：前置胎盘、胎盘早剥、多胎妊娠、早产、不稳定胎位（臀位、横位等）、重度贫血、妊娠中晚期持续阴道出血等。

3. 胎儿因素：胎心异常、羊水Ⅲ°污染。

4. 药物使用：使用哌替啶4小时内。

5. 无痛分娩（采用椎管内麻醉）者。

运动前请穿宽松运动服和防滑鞋、袜。特殊情况者，请专业人士评估后再进行相关运动。

# 一、热身运动

**头部运动**

● 前后点头运动

双手叉腰，前后点头，1个节拍1个动作，做1个8拍。

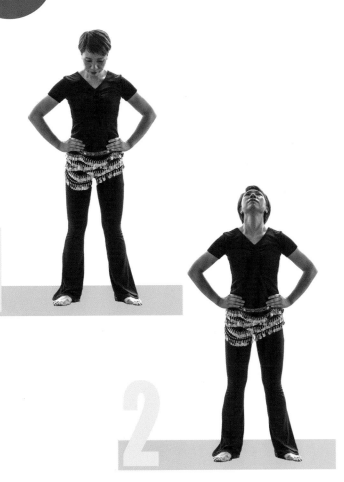

## ● 左右点头运动

双脚自然分开，与肩同宽。双手叉腰，左右点头。

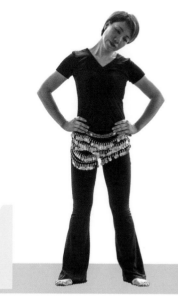

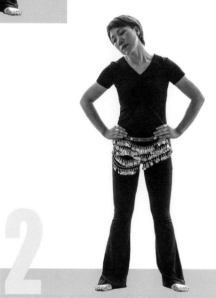

## ● 头部旋转运动

双脚自然分开，与肩同宽。双手叉腰，头部做旋转运动。

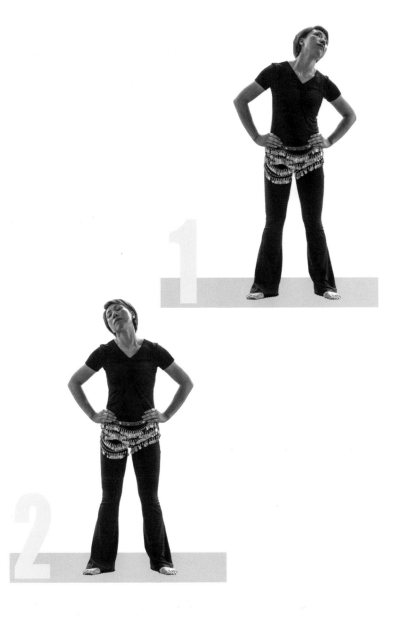

**肩部运动**

● **肩关节运动**

　　双手自然搭在双肩上，手肘先向前做画圈动作，再向后做画圈动作。

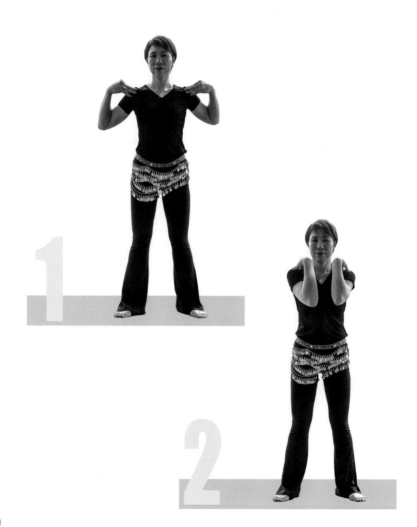

● **双手扩胸运动**

双手握拳放在胸前，手肘向外做扩胸动作2次，然后手臂伸直外展做扩胸动作2次。

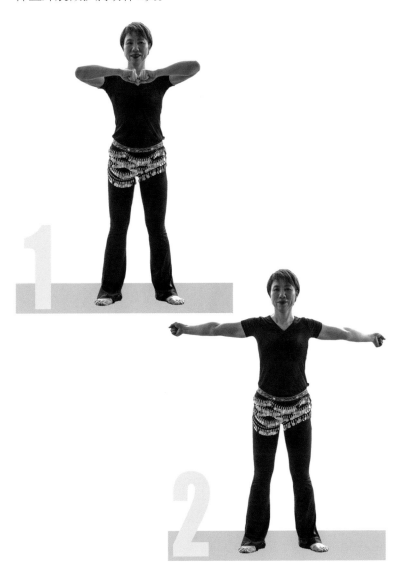

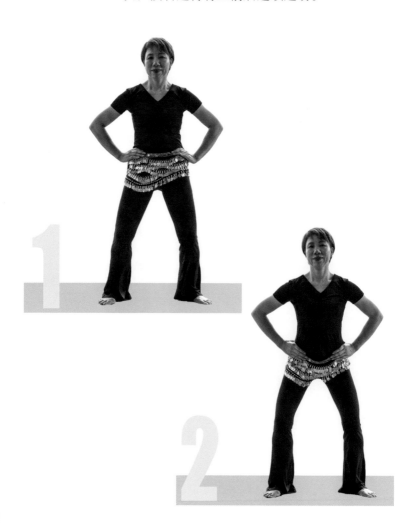

**髋关节运动**

● **骨盆前后运动**

　　双手叉腰，双脚打开，与肩同宽，身体下蹲，膝关节稍弯曲。骨盆先向前摆动，停顿2个节拍，再向后摆动，停顿2个节拍，连续4次。接着进行骨盆前后连续运动。

● **骨盆左右运动**

双手叉腰，双脚打开，与肩同宽，身体下蹲，膝关节稍弯曲。骨盆先向左摆动，停顿2个节拍，再向右摆动，停顿2个节拍，连续4次。接着进行骨盆前后连续运动。

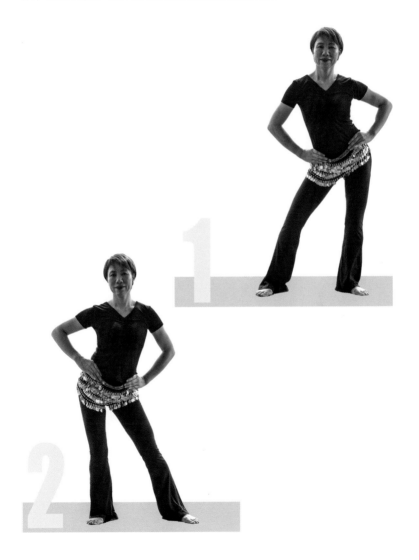

**膝关节运动**

双脚靠拢，身体下蹲，膝关节稍弯曲，双手放在膝关节上方，膝关节先顺时针旋转4圈，再逆时针旋转4圈。

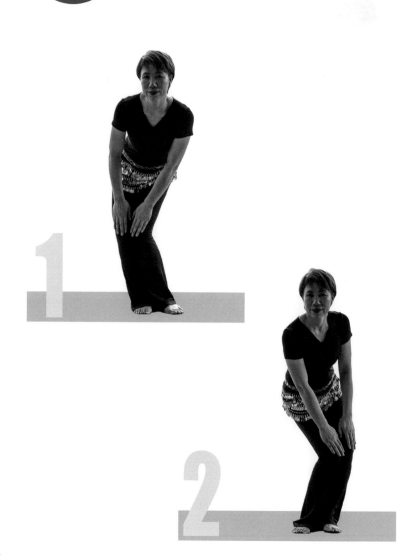

# 二、分娩操运动

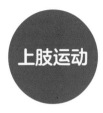
上肢运动

　　双脚打开，与肩同宽，双手向前平举，手做点赞状。左手不动，右手尽量向后打开180°，眼睛跟着右手移动，然后还原，换左手进行此动作。

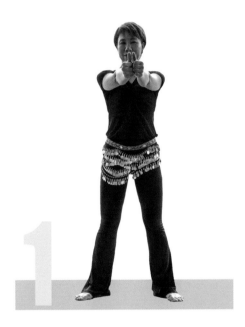

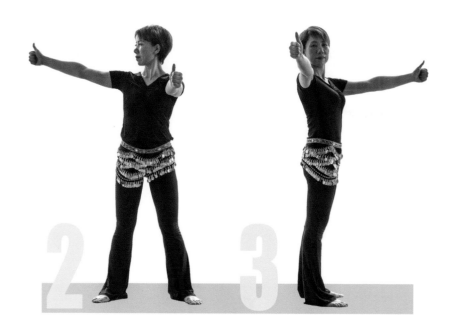

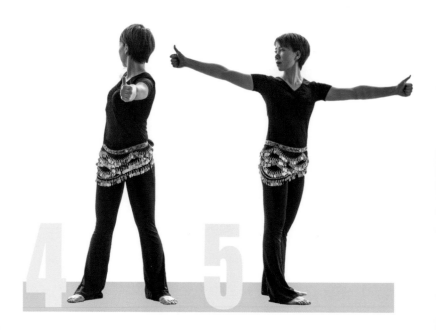

双脚打开，与肩同宽，双手平举，与肩同高，手掌向下。双下肢不动，肩膀带动身体向左右摆动。

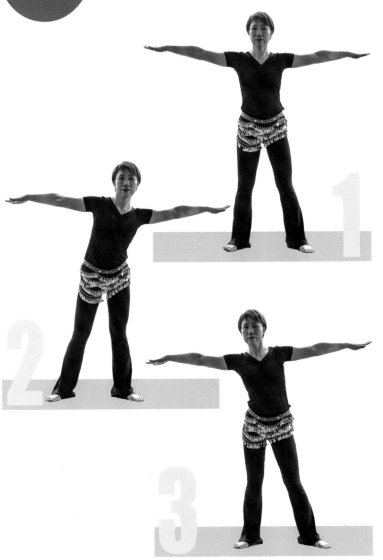

双脚打开，与肩同宽，双手平举，与肩同高，手掌向下。两手臂呈180°向左，侧压，左手高度与左膝关节同一水平；再向右，侧压，重复动作。

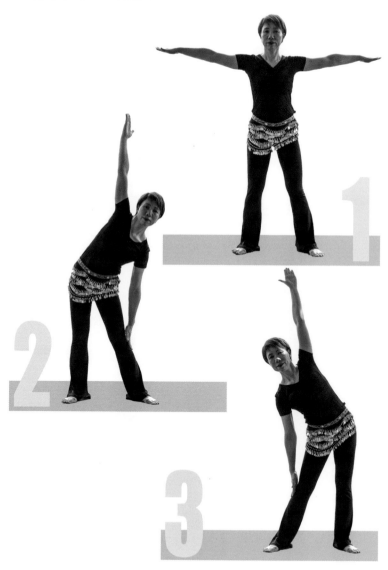

骨盆运动

双脚打开，与肩同宽，双手叉腰，身体下蹲，膝关节稍弯曲，骨盆连续左右摇摆。

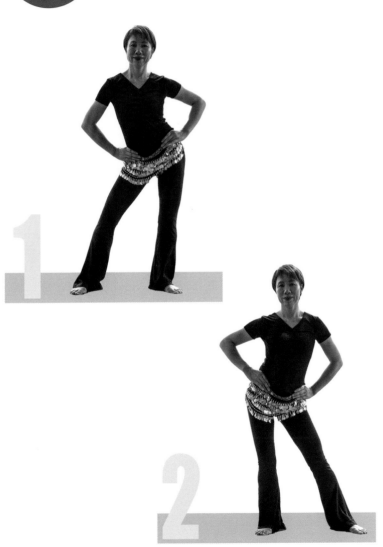

双脚打开，与肩同宽，双手叉腰，身体下蹲，膝关节稍弯曲，骨盆左右点顿，从左向右点顿4次，再从右向左点顿4次。

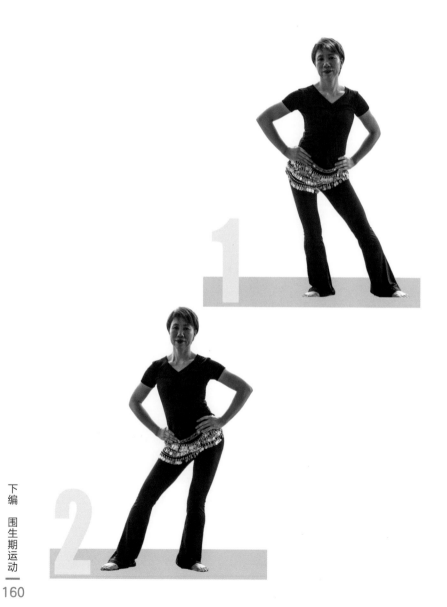

　　双手叉腰，双脚打开，与肩同宽。骨盆顺时针画圈，再逆时针画圈。

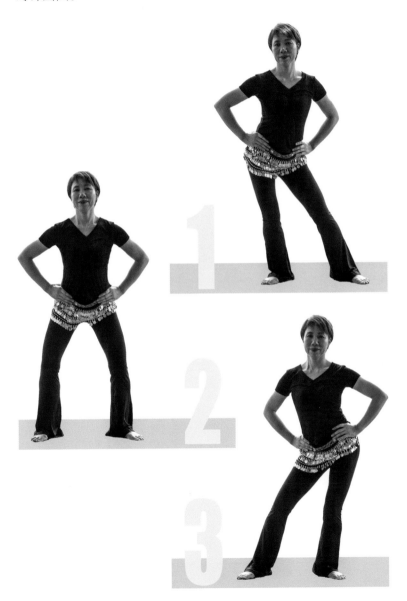

**腿部运动**

身体直立，双脚打开，与肩同宽，双手平举，手掌向下，身体下蹲时双侧手臂平行内收，双手掌向胸前靠拢；身体再慢慢直立，同时双手慢慢平行外展恢复到原姿势。

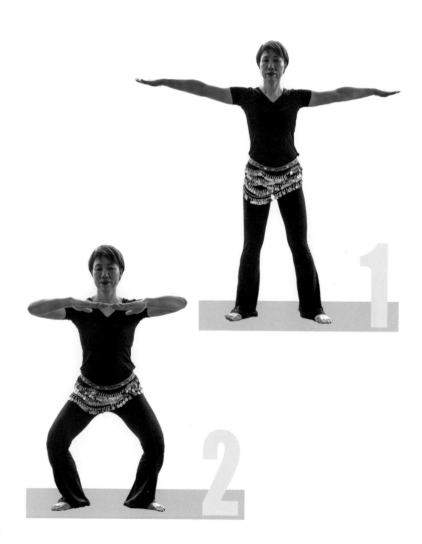

膝关节
运动

身体直立，双脚打开，与肩同宽。双手放在大腿或膝盖上方，左脚向右脚靠拢，膝盖点顿2次，右脚向右踏出一步，膝盖点顿2次；右脚向左脚靠拢，膝盖点顿2次，左脚向左踏出一步，膝盖点顿2次。

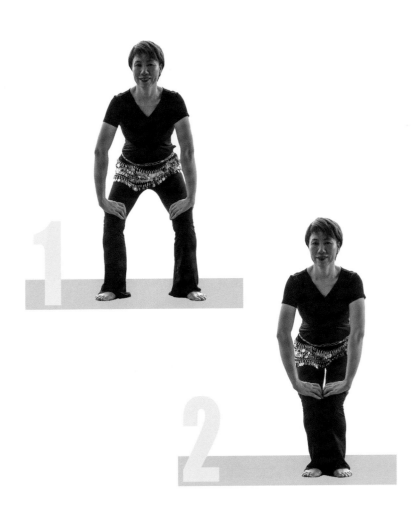

**全身运动**

双脚打开，与肩同宽，双手交叉，从下至上画一个圆圈，手向上时吸气，手向下时呼气。

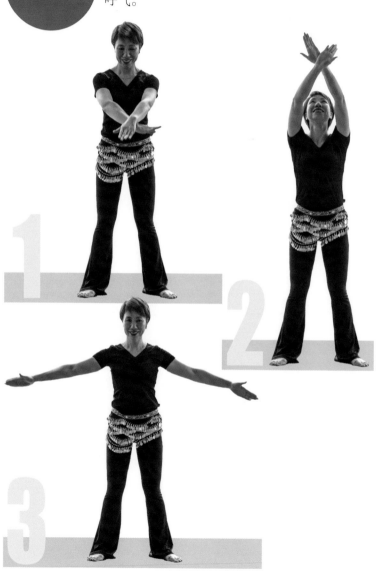

画圈后双手放在下腹部托住肚子，膝关节弯曲下蹲，做骨盆左右摇摆动作

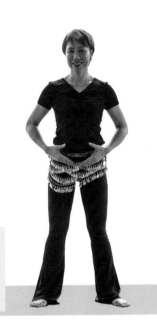

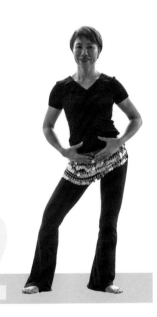

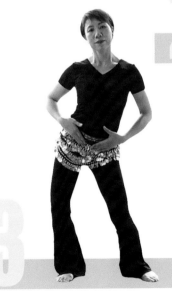

身体直立，双手交叉
做画圈动作，双脚踏步。
手向上时吸气，向下时
呼气。

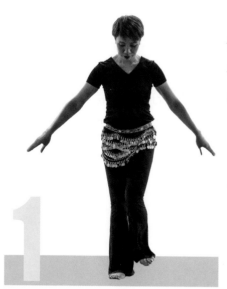

**1**

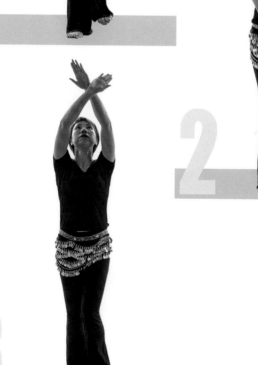

**2**

**3**

# 三、拉伸运动

**手臂拉伸**

身体直立，双脚打开，与肩同宽。将左手向右平举，右手肘部弯曲将左手压向身体，定住5秒。右手掌握住左手肘关节再将左手屈起放在头部后面，右手稍用力拉伸左手。反方向做相同动作。

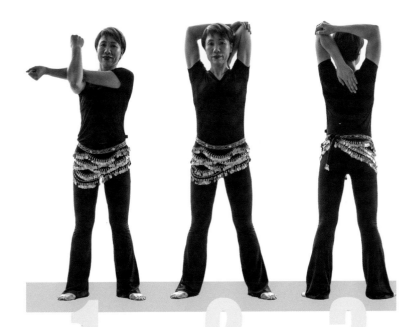

**下肢拉伸**

坐在瑜伽垫上，双脚自然伸直并拢，上身稍向后，双手放在身体两侧稍后方支撑上身。一人位于孕妇脚掌后，双手掌将孕妇双脚掌用力向上身方向推压，持续5秒然后放松。重复压4~5次。

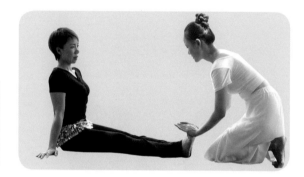

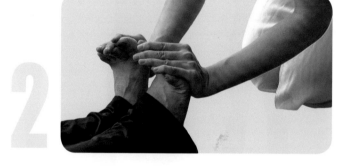

此动作也可用于缓解腿脚抽筋。

背部拉伸
及按摩

孕妇跪在瑜伽垫上，双膝打开，与肩同宽。上身俯趴，双手向前伸展，手掌向下放在瑜伽垫上。一人站于孕妇臀后，双手掌放在孕妇髋部两侧稍用力挤压，持续5秒，重复4次。

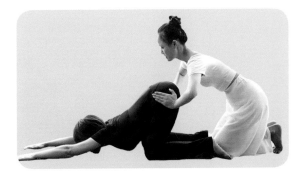

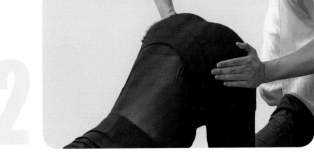

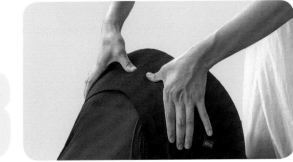

双手拇指在孕妇腰骶部做环形按摩，然后双手在产妇后背做全背按摩，指导孕妇配合呼吸，向肩胛骨方向上推时吸气，从肩胛骨向下推至腰骶部时呼气。

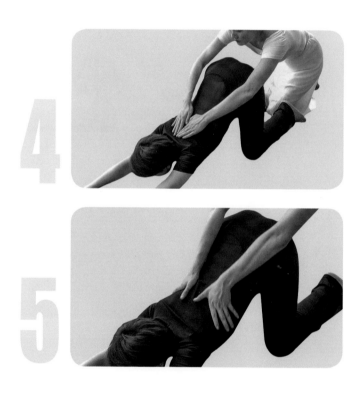

此动作仅限于分娩时使用。

# 参 考 文 献

［1］ 李营，王妍，杨斯，等. 孕晚期分娩球结合孕期瑜伽锻炼对分娩结局的影响［J］. 中外女性健康研究，2016（15）：21-22.

［2］ 黎英梅. 孕晚期分娩球运动对临产时胎方位的影响［J］. 护理管理杂志，2018，18（2）：143-145.